杏林翘楚

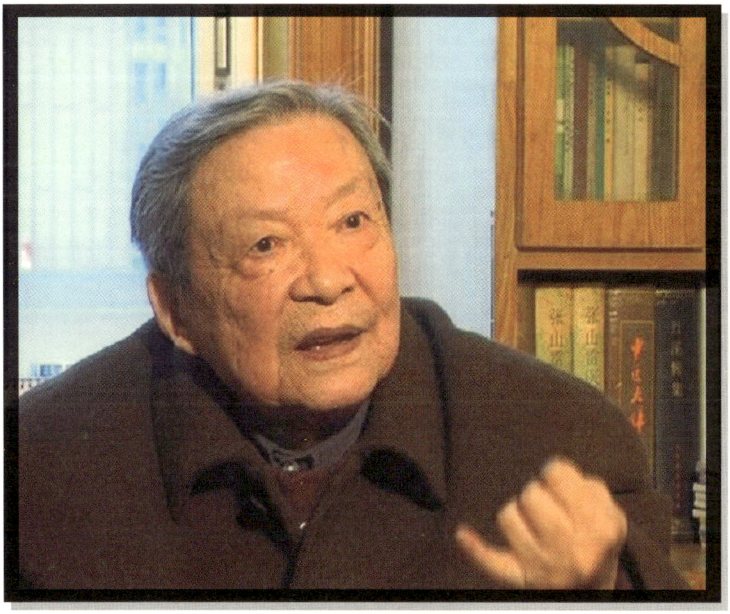

蒋文照教授

（1925—2008）

岐黄生涯

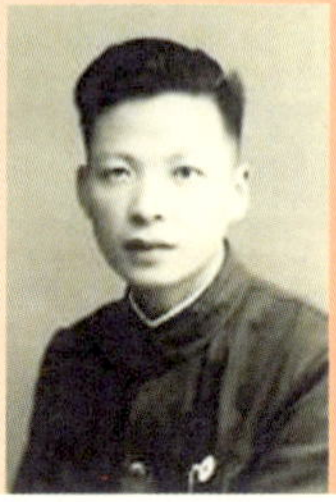

摄于1956年

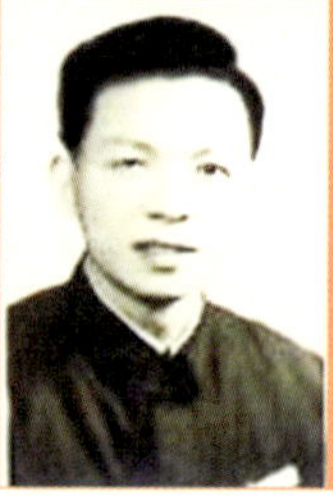

摄于1957年

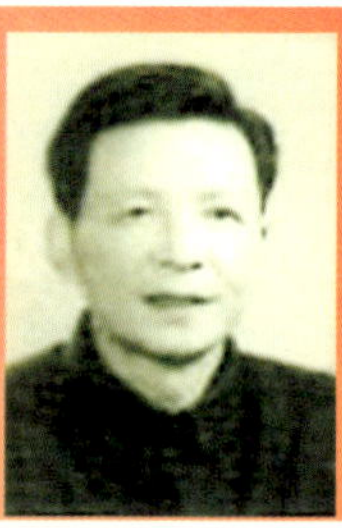

摄于1979年

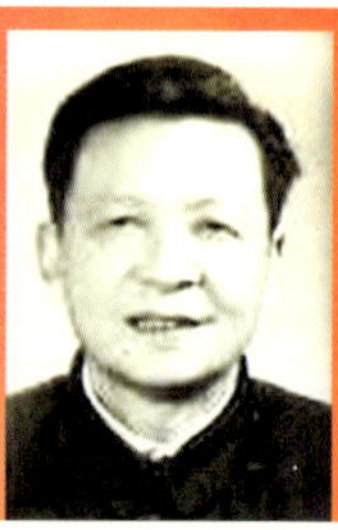

摄于1980年

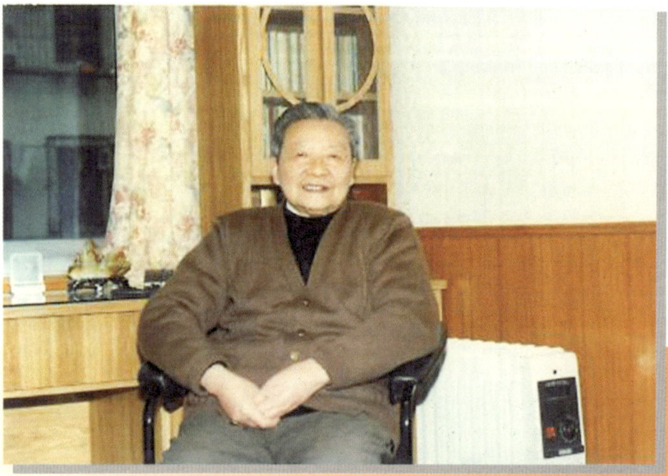

摄于1998年

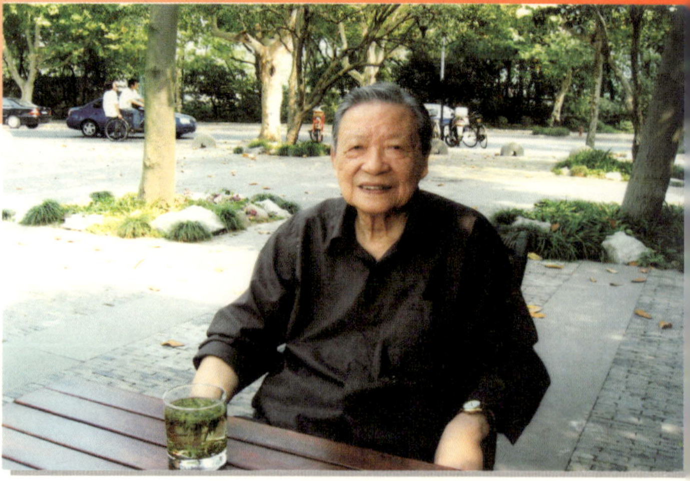

摄于2007年

悬壶济世

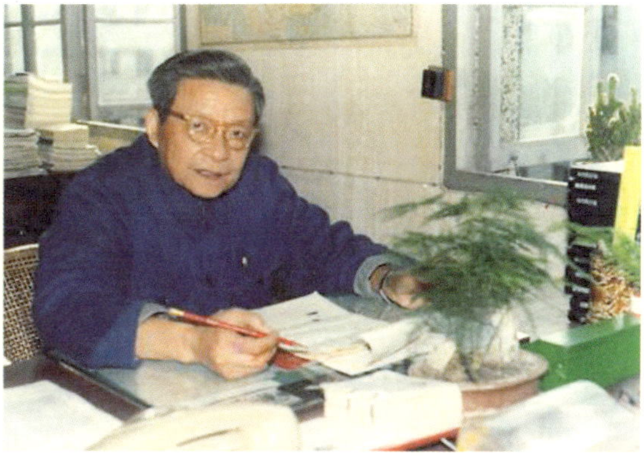

主编学报

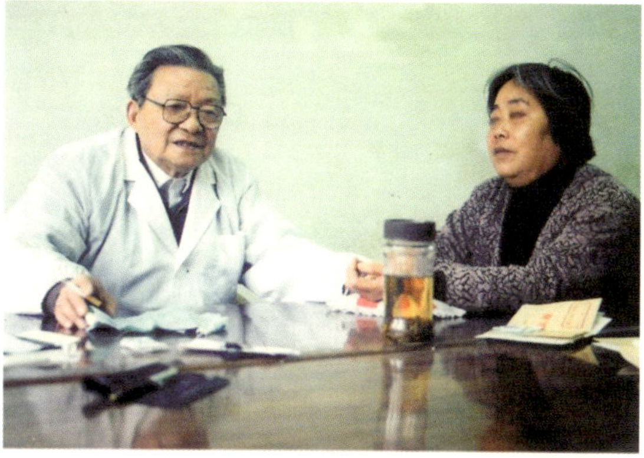

悉心诊疗

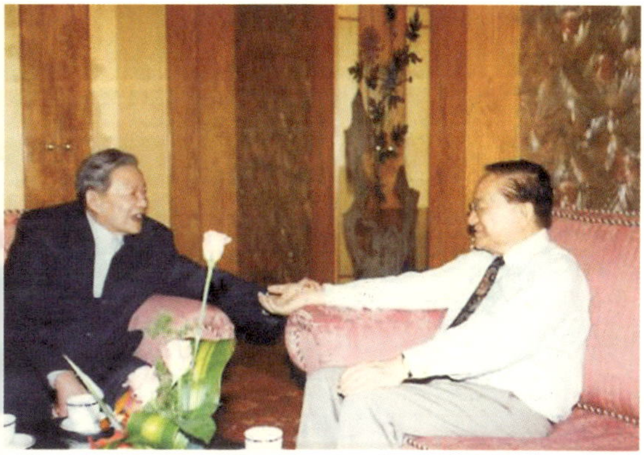

老友相逢（为金庸先生诊脉）

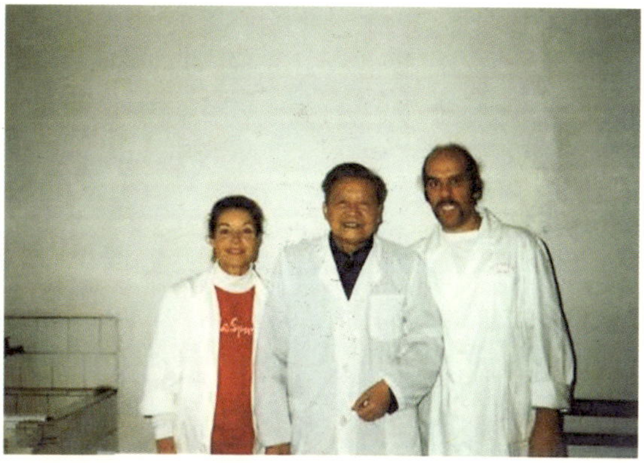

弘扬国粹（蒋老带教留学生）

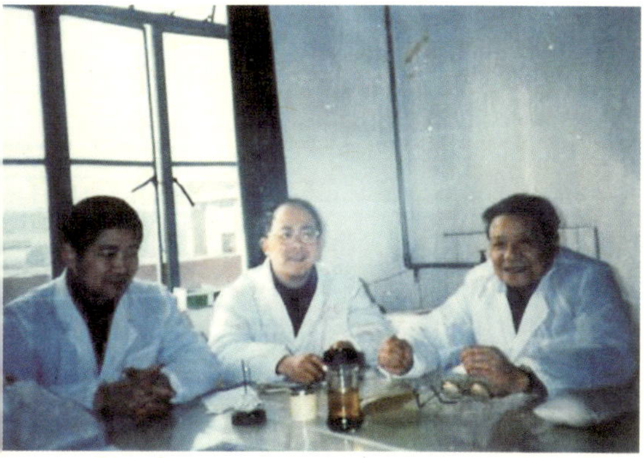

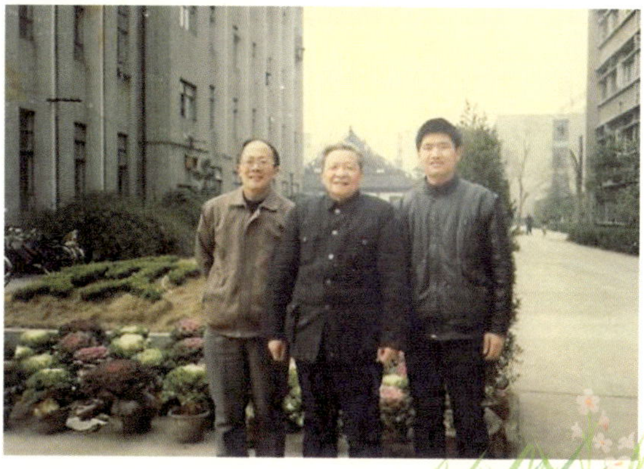

授业传薪（蒋老与学术继承人周亮、徐珊）

天伦之乐

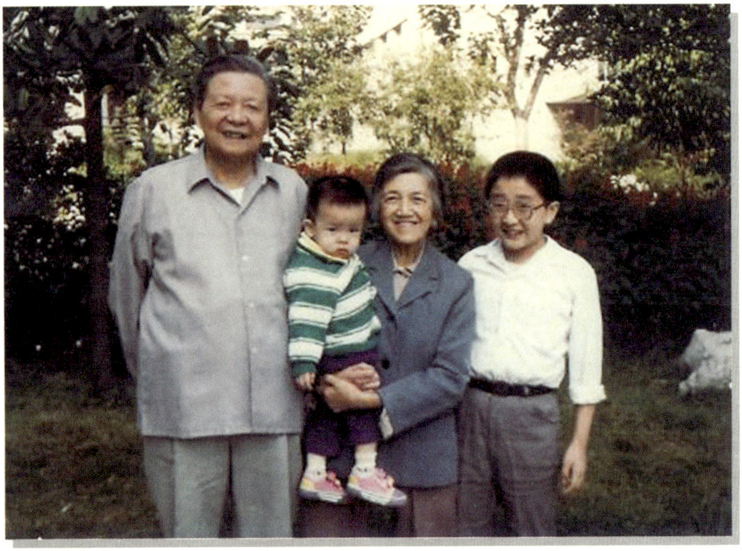

蒋老夫妇与孙子在一起

上海市重点图书
蒋文照名老中医药专家传承工作室项目

蒋文照医学丛书

蒋文照学术撷英

徐　珊　朱飞叶　徐燕立　杨季国　编著

上海浦江教育出版社
（原上海中医药大学出版社）

内 容 提 要

本书在介绍蒋文照教授从医之路的基础上，撷英其学术经验。重点阐述蒋文照教授的治学经验、学术思想和技术专长；选录了蒋文照教授的授课讲稿，并附录具有蒋文照医学特色的慢性胃炎中医药诊疗方案，凸显了蒋文照教授在脾胃病证以及和法等方面的学术特长和医术优势。全书文理叙述细腻，医理阐述精湛，可读性和指导性强，可供中医药人员和爱好者阅读参考之用。

图书在版编目(CIP)数据

蒋文照文学撷英 / 徐珊等编著. —上海：上海浦江教育出版社有限公司，2013.3

ISBN 978-7-81121-265-5

Ⅰ.①蒋… Ⅱ.①徐… Ⅲ.①脾胃病-中医学临床-经验-中国-现代 Ⅳ.①R256.3

中国版本图书馆 CIP 数据核字(2013)第 045902 号

上海浦江教育出版社(原上海中医药大学出版社)出版

社址：上海海港大道 1550 号上海海事大学校内　邮政编码：201306

分社：上海蔡伦路 1200 号上海中医药大学校内　邮政编码：201203

电话：(021)38284912(发行)　38284923(总编室)　38284916(传真)

E-mail：cbs@shmtu.edu.cn　URL：http://www.pujiangpress.cn

上海市第十印刷有限公司印装　上海浦江教育出版社发行

幅面尺寸：169 mm×239 mm　印张：9.25　插页：4　字数：161 千字

2013 年 3 月第 1 版　2013 年 3 月第 1 次印刷

责任编辑：黄　健　封面设计：赵宏义

责任校对：郁　静　定价：30.00 元

《蒋文照医学丛书》编委会

序

名中医药专家是发展中医药事业十分宝贵的人才资源，具有鲜明的学术特点和重要的学术地位。浙江中医药大学蒋文照教授是全国首批名老中医药专家学术经验继承工作指导老师，他传承晚清名医陈莲舫的学术思想，崇尚“中和”理念，临证善用和法取效，在脾胃病方面形成了独特理论见解和临床诊疗方法。徐珊教授等人认真总结其师蒋文照教授的学术思想和临证经验，组织编写了《蒋文照医学丛书》，包括《蒋文照学术撷英》《蒋文照医案精选》《蒋文照医学传承》和《蒋文照手稿真迹》等 4 种。这是名老中医药专家学术经验传承工作的一项有益成果，必会为启迪后学、促进中医药传承与发展发挥积极作用。

随着党和国家更加重视中医药，广大人民群众更加信赖中医药，国际社会更加关注中医药，中医药事业迎来了良好的发展战略机遇期。衷心希望广大中医药工作者抓住机遇，以名老中医为榜样，坚持读经典，跟名师，多临床，启悟性，善思辨，弘扬大医精诚的医德医风，不断成长进步，为我国中医药事业发展作出新的更大的贡献。

王国强

卫生部副部长

国家中医药管理局局长

二〇一二年七月二十五日

患 者 心 声

我在30多岁时直肠生了息肉，听说蒋医生暑假期间在其老家蒋村应诊，我就去蒋村看病。一到了他家，满屋子、满院子都是病人，大约有两三百人。天太热人又多，大家都拿号排队等着。蒋医生家还要供应茶水给我们，一天从早忙到晚，连吃饭的功夫都没有。蒋医生看病，从来不收我们一分钱。我看病的时候他问的很详细，关照我哪些东西不要吃。我的病治好了，每年暑假都还是要去蒋医生家复查，而且有好多人都要跟我一起去看病。今年我已77岁了，想起这些，我庆幸自己遇上了医术和医德都这么好的医生。

我有个同学在电厂工作，患了尿频症，几分钟就要小便一次。我陪他一起去杭州蒋医生家里看病，蒋医生态度和善，满脸笑容对待病人，去一趟病就看好了。

这次我生了好几年的病，可以说是死里逃生。我想吃中药，得知蒋医生去世了，真不知道怎么办才好。后来打听到蒋医生的学生叫徐珊，每逢星期二在浙江中医药大学中医门诊部看病。我得的是肝硬化，有腹水，非常严重，不像人样。我总共去了十多次，病情就有了好转，现在腹水都没有了，真是名师出高徒。

喜闻徐珊医生正在组织整理和总结蒋医生的治病经验，编写出版《蒋文照学术撷英》《蒋文照医案精选》《蒋文照医学传承》和《蒋文照手稿真迹》，希望蒋医生的临床经验得以传承下来，造福于病人。传承名医经验技术，培养更多像蒋医生一样的好医生，而且蒋医生也有了医学传人，我们感到非常欣慰。

黄伯年

二〇一二年七月十九日

于浙江省嘉善县天凝

医如其人，和为圣度

——代前言

2008年7月19日，我正用晚餐，突然接到恩师蒋文照教授家的电话，说蒋老身体不好，我稍作询问，就有一种不祥之感，马上要求呼叫“120”，并立即赶往医院。突如其来的讯息，使我感到心神不宁。蒋老患有多种慢性病，身体状况已大不如前。前一天上午蒋老专家门诊，求诊的病人很多，一直忙到中午一点过后才下的班。蒋老已八十多岁的高龄，又是酷暑炎热之季，由于已有多日没有拜见，得知蒋老能坚持这么长的时间工作，窃以为蒋老的身体还不错，而高龄体弱又加之过度透支所带来的身体突然变故，必然是元气大伤，精亏气耗神衰，怕是凶多吉少。我先期到达医院，待见到蒋老时，老人家已是面色苍白，冷汗淋漓，呼吸气微之阳气暴脱危象。虽经医院全力抢救，蒋老还是永远离开了尊敬他和深爱着他的病人、学生和同事。

蒋老1925年10月4日出生于浙江省嘉善县，1944年拜晚清御医陈莲舫再传弟子嘉兴名医徐松全为师。1952年参加嘉善县天凝区联合诊所工作并任负责人，为民解除疾苦，饮誉乡里。1956年保送浙江省中医进修学校（浙江中医药大学之前身）师资班学习，翌年以优异成绩留校任教。1959年又赴北京中医学院医经教研班深造。1982年由浙江省卫生厅命名为省级名老中医，1991年被批准为首批全国老中医药专家学术经验继承工作指导老师，1993年被国务院授予“具有突出贡献专家”证书，享受“政府特殊津贴”。师出名门的蒋老医教生涯60余载，医术精湛，医德高尚，成绩斐然，可谓是德才双馨，得到社会的尊重与敬仰，然而他待人处事一贯以和为贵，信守和谐，一生追求和为圣度，无怪乎同事称其为谦和的学者，学生尊其为随和的师长，患者奉其为和蔼的医生。

我有幸成为蒋老的研究生和学术经验继承人，每每聆听教诲，获益匪浅。《中庸》说："中也者，天下之大本也；和也者，天下之达道也。致中和，则天地位焉，万物育焉。"所谓"中"指的是平衡，是天下万事万物的根本，"和"指的是和谐，是天下共行的大道。蒋老常说，中和的道理推而广之，达到圆满境界，天地万物则能各安其所，各随其生。作为医者，更须顺应自然之理，保持人体自身及与自然、社会等的和谐。在蒋老的指导下，我先后完成了以《内经》"非常则变"为命题的硕士学位论文和"气郁浊阻病生，和理疏达法验——蒋文照教授学术经验和技术专长"的全国老中医药专家学术经验继承工作结业论文，可以说是从专业的角度探索了"和"的涵义。

2011 年 7 月 25 日，在蒋老逝世三周年的前夕，我带着学生等一行专程前往蒋老的家乡，探访先生足迹，缅怀老师业绩，了却了我多年的心愿。嘉善蒋村，水乡和美，惠风和畅，民风祥和，俗云"一方水土养一方人"，信哉是言。村民对蒋老大慈恻隐之心，普救含灵之苦津津乐道。对于"和"有了更深更多的感悟。

蒋老临证，善用和法取效。和法治疗强调综合调治，疏通气机，在恢复机体生理平衡方面，有独到意义。因而不论是外感疾病，还是内伤杂证，其应用前景十分广泛。蒋老临证善用和法，粗略而计，和法方药十居七八。综观蒋老运用和法之方药，在组成结构上，具有重视和解药之运用、相反药物协调组合、巧用扶正补虚药物、配伍调气和血之品等 4 个特点。临床所见之疾病每多证候错综复杂，既非纯虚，又非纯实，既少纯寒，亦少纯热，常呈寒热错杂，虚实并见之状。和法疏通调和，使之归于平衡。

其实，"和"的理念源远流长，寓意深刻，需要我们去领悟，需要我们去践行，使之得以传承。"和"可以说是中华传统文化的精髓，无论是做人还是行医，都是我们追求的境界，并以此告慰蒋老的在天之灵。

幸逢国家中医药管理局立项建设"蒋文照名老中医药专家传承工作室"，在浙江省中医药管理局和浙江中医药大学的关心和支持下，兹组织编写《蒋文照医学丛书》，共计《蒋文照学术撷英》《蒋文照医案精选》《蒋文照医学传承》和《蒋文照手稿真迹》等 4 册，上海浦江教育出版社将其列入重点出版项目，并被上海市新闻出版局批准为"上海市重点图书"。能传承蒋文照教授的学术思想、临证经验和文化理念，也是我多年之夙愿。

徐　珊

二〇一二年十月十六日于杭州

编写说明

《蒋文照学术撷英》为《蒋文照医学丛书》的第一册。编写本书的目的是整理研究蒋文照教授的从医之路、治学经验、学术思想和医疗经验。1991—1994年首批全国老中医药专家学术经验继承工作的3年期间，在蒋文照教授的悉心带教下，通过随师应诊，细心揣摩，实践验证，完成了继承工作结业论文《气郁浊阻病生，和理疏达法验——蒋文照教授学术经验和技术专长》。在此基础上，结合“十五”国家科技攻关计划“蒋文照学术思想及临证经验研究”和“蒋文照名老中医药专家传承工作室”建设的研究成果，增补了新的内容。全书分为岐黄历程、治学经验、学术思想、技术专长和讲坛实录，以及附录篇。分别介绍了蒋文照教授的从医之路和学术传承，重点阐述了蒋文照教授的治学经验、学术思想和技术专长，选录了蒋文照教授的授课讲稿，附录了具有蒋文照医学特色的慢性胃炎中医药诊疗方案，以凸显蒋文照教授在脾胃病证以及和法等方面的学术特长和医术优势。全书文理叙述细腻，医理阐述精湛，可读性和指导性强，可供中医药人员和爱好者阅读参考之用。

在本书的编写过程中，蒋文照教授的儿子蒋兴华、蒋小光先生，以及浙江中医药大学人事处、档案室、校史馆等部门为本书的编写给予了很多的帮助，在此深表谢意。

由于水平有限，不足之处在所难免，敬请读者批评指正。

《蒋文照学术撷英》编写组

二〇一二年十月十八日

目　录

岐黄历程

浙江大地，自古以来，人杰地灵，名医辈出。义乌丹溪，会稽景岳，钱塘三张，不胜枚举。

具有6 000年农耕文化的嘉善，地处太湖流域杭嘉湖平原，位于浙江省东北部、江浙沪两省一市交会处。东邻上海市青浦、金山两区，南连平湖市、嘉兴市南湖区，西接嘉兴市秀洲区，北靠江苏省苏州市吴江区和上海市青浦区。嘉善以特有的水乡、古镇和田园风光而闻名遐迩。人问嘉善如何？有言为证：地嘉人善。天凝乡位于嘉善西北部，境内地势平坦，水网如织，素有"鱼米之乡，水产明珠"之美誉。蒋村两棵树龄达500余年的古树名木银杏，乃其独特的人文景观。著名的脾胃病专家蒋文照教授就出生在浙江省嘉善县天凝乡蒋村。

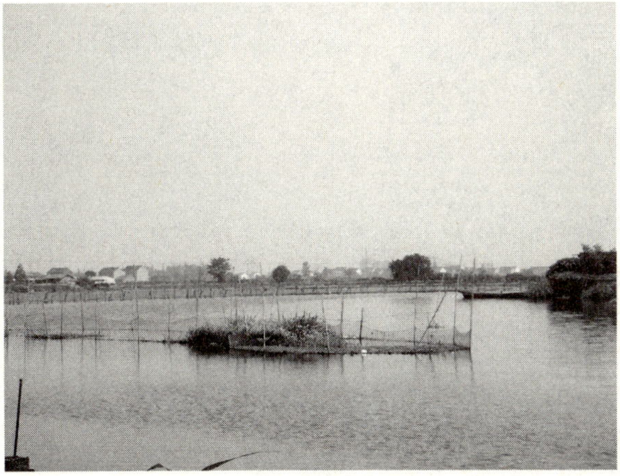

水乡景色

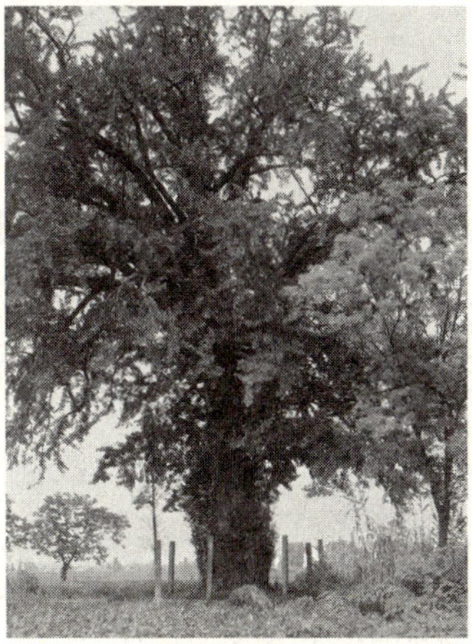

蒋村银杏

一、幼承庭训，儒医潜质

蒋老1925年10月4日（农历乙丑年八月十七）出生于浙江省嘉善县天凝乡蒋

村一家书香门第。清嘉庆年间,其祖先自江苏常州迁居嘉善南蒋浜。祖父蒋吉甫为前清秀才,以教书授业、经营坯业为生。大伯蒋凤书24岁亦中秀才,父子两人金榜题名,名望甚高。父亲蒋士彬,字焕如,一生经商,广结朋友,为人和善,乐于接济,饮誉乡间。生有四子,蒋文照乳名贞观,排行第三。

其父待人接物热情善良,对家庭生活和教育却非常严格。蒋老生性聪慧,心静好学,先后在嘉善县蒋村小学、珍珠桥小学高小部、嘉善中学学习,其间抗日战争因日寇侵扰学校停办,仍在其长兄蒋文熙(时为嘉善中学教师)辅导下,在家学习古文等,奠定了良好的人文基础。

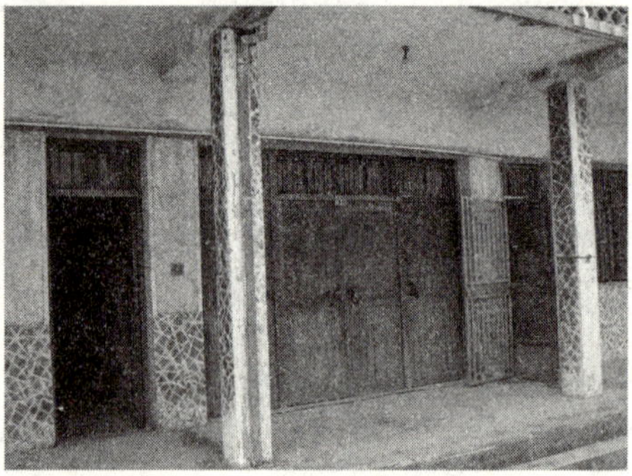
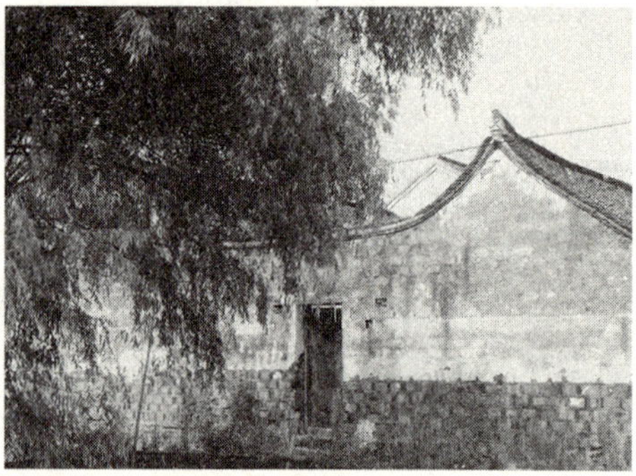

蒋村故居

说起从医之路,蒋老曾经谈到可谓是"命中注定"。家人曾经为他算过命,算命先生说他是"天医星",将来定会成为一方名医。

二、师承名家,普济苍生

1944年初,时任嘉善杨庙米行经理的同村翁善言回家,谈及嘉兴名医徐松全医术高超,蒋老心静聪慧,学医极为合适,蒋老闻及甚为乐意。同年2月25日,经翁善言介绍,赴位于杨庙的徐松全诊所拜师学医。

徐松全(1892—1974),原名福基,学医后改名松全,或松旋、松泉,嘉兴油车港马库汇徐家门人。18岁时作为前清御医陈莲舫弟子清代名医李子牧的开门弟子习医,21岁满师后悬壶开业。徐氏擅长温病,取法叶天士;兼治内妇儿杂证,法宗陈莲舫。诊病详于四诊,精于辨证,救人无数,医名鹊起,求医者众。

拜师学医,其实还要自学医籍。求学生涯前两年,蒋老的时间较多用在深究经典医籍上,《黄帝内经》《通俗伤寒论》《金匮要略》《温热经纬》《温病条辨》《医宗必读》《类证治裁》《本草从新》《临证指南医案》等等,这些书都被他看得滚瓜烂熟。

第3年开始抄方，第5年上午抄方，下午随师出诊，其中也包括独自出诊。出诊看的都是重病，当时乡村尚无西医，也无抗生素，止痛片也很少，就是用中医中药解除病人的疾苦，挽救患者的生命。

蒋老聪明好学且肯吃苦，深得其师器重，至1949年1月圆满完成了5年学业。蒋老的求学生涯要比其他人长，学到的知识也就更多。学业结束后，蒋老在嘉善县蒋村家中开设中医诊所，悬壶开业，蒋老的名气很快就打响。门诊虽都为常见病，但若能药到病除，村民们便会一传十，十传百地夸其医术高。如治一高烧病人，喉中痰鸣，呼吸急促，神志昏迷，呼之不应，一剂而神志清醒，呼吸趋平，蒋老从此名声大振。

1950年10月经师叔嘉善县天凝镇中医郑静山等人的介绍，蒋老加入了嘉善县天凝镇医务工作者小组。1952年4月1日嘉善县天凝区联合诊所成立，蒋老先后兼任所务委员、第一分所负责人等职。同年7月作为代表参加了嘉善县中西医师代表大会。

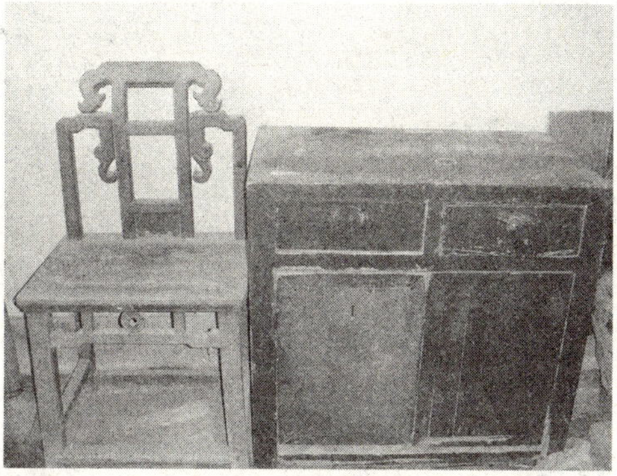
蒋老使用过的诊桌

治病救人，普济苍生，蒋老奉之为天职，并作为一生的追求。即使1956年后他在省城杭州学习和工作，每逢寒暑假回乡探亲，仍免费为村民看病。1996年退休后，他还坚持门诊，为病人服务，直至其生命的最后时刻。

三、学验俱丰，传承后学

上世纪50年代初，蒋老在嘉善天凝一带已享有盛名。1956年蒋老被保送到浙江省中医进修学校(浙江中医药大学之前身)第四期师资班学习，1957年学习结束后，学校在一百个学员中挑出成绩优异的四个学员留校任教，蒋老是其中之一。1959年蒋老又赴北京中医学院(北京中医药大学之前身)医经师资班进修学习。

蒋老结合临床实际，系统学习理论，师承名家，颇多受益，平脉辨证，学验俱丰，临床精于内科，兼及妇儿，诊治脾胃病证尤为擅长。1982年被授予“浙江省名中医”称号。1986年晋升为主任中医师、教授。1991年被批准为全国第一批老中医药专家学术经验继承工作指导老师。1993年被国务院授予“具有突出贡献专家”证书，并享受“政府特殊津贴”。先后担任中基教研室主任、各家学说教研室主

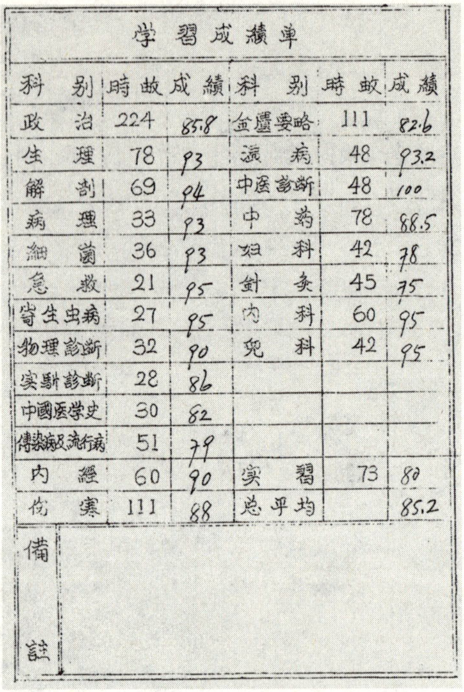

学習成績単

科别	時数	成績	科别	時数	成績
政治	224	85.8	金匱要略	111	82.6
生理	78	93	温病	48	93.2
解剖	69	94	中医診断	48	100
病理	33	93	中药	78	88.5
細菌	36	93	妇科	42	78
急救	21	95	針灸	45	75
寄生虫病	27	95	内科	60	95
物理診断	32	90	兒科	42	95
实驗診断	28	86			
中國医学史	30	82			
傳染病及流行病	51	79			
内經	60	90	实習	73	80
伤寒	111	88	总平均		85.2
備註					

学习成绩单

任、文献研究室主任、中医系副主任、函授部副主任、《浙江中医学院学报》编辑部主任和主编、校学术委员会副主任委员等职。任浙江省中医学会常务理事、副秘书长，浙江省中医基础理论研究会主任委员，浙江省中医药高级技术职称评审委员会成员，浙江省第五届人大代表、浙江省第五届政协委员等。

传承医学，矢志不渝，蒋老对待后学，倾其所知，孜孜不倦。1959 年 10 月蒋老任函授部负责人，负责编写《中国医学史》《内经》《金匮要略》《中医诊断学》《中医内科学》《中医妇科学》《中医儿科学》等函授讲义 7 种 14 部，当时这套教材很有权威性，被全国 13 个省市所采用，一直用了 10 年。蒋老在各专业专、本科学生、硕士学位研究生及进修生、函授生中主讲《中医学基础》《内经》《各家学说》等课程，深受学生好评。作为学校硕士研究生指导小组的成员，指导硕士研究生 5 人，其中主带硕士研究生 1 人。1991—1994 年作为全国著名老中医药专家学术经验继承工作指导老师，指导带教学术经验继承人周亮、徐珊。1994 年 6 月学术经验继承人周亮、徐珊通过国家中医药管理局委托浙江省卫生厅组织的出师考核，获人事部、卫生部、国家中医药管理局颁发的全国老中医药专家学术经验继承人“出师证书”。作为著名的脾胃病专家，一代名医，蒋文照医学已后继有人。

治学经验

蒋老极为赞赏孙真人之名言“胆欲大而心欲小，智欲圆而行欲方”(《旧唐书·一九一卷·孙思邈传》)。其意既要有胆有识，当机立断，又要深思善辨，细心揣摩；既要灵活变通，不可墨守成规，又要临证如阵，大忌主观武断。这条富有辩证法思想的经验，也是蒋老医教生涯 60 载的治学经验和学风。

一、立大志，树恒心，献身杏林

蒋老常言：追溯历代名医史迹，从中不无启迪之处。他们那种“医乃仁术”“宁为良医”的献身精神；百折不回，发遑理义的攻关学风；精诚专一，艰苦奋斗的治学态度，实乃成为一代名医的重要因素。而择其要者有二：一曰“志”；二曰“恒”。言其“志”者，即有继承中医，争当名医，献身杏林之雄心壮志。有志则有兴，有兴则有专，有专则有识，有识则有成。言其“恒”者，即有恒心。坚持不懈，持之以恒。既“志”且“恒”，或即“胆欲大”者。

从中医学学术发展史看，历代医家的学术主张和理论依据皆源于《内经》，可以说，《内经》乃“医家之宗”。蒋老学医师承名家，后又选送北京中医学院医经教研班深造，潜心研究《内经》等经典著作，理论造诣精深。

《内经》论运气，恢宏冗长，借天地阴阳五行变化之理，以识五脏六腑之疾，探求疾病之变，而指导临证之防治。然其理高深玄奥，令学者畏缩不前。蒋老有志于此，深入钻研，孜孜不倦，勤奋苦读，应验临床，果有所成。据其心得，编写运气学说讲义，撰著《运气择述》等学术论文，阐述运气奥理，同道首肯。开设运气课程，深入浅出，颇受欢迎。这种治学态度，令人肃然起敬。

二、多实践，勤思索，细心揣摩

“熟读王叔和，不如临证多”，中医药学术的奥妙，全在于临床。蒋老认为，读书是学习，临证也是学习。细心揣摩是做学问，攻专业必不可少的重要环节。《论语·为政》曰："学而不思则罔，思而不学则殆。"盖言学与思之辩证关系。所谓揣摩，即独立思考，辨明异同，找出规律，寻觅准绳。因而思较之学，更为艰辛困苦。读书临证，善于思考，非"纯信"，常有"疑"，是为关键。

脾胃学说导源于《内经》，金元李东垣继之奠定脾胃学说之理论基础，治法重视升补脾胃之清阳。明张景岳等增入补火生土之内容，侧重温补。而后，清叶天士补充滋养胃阴之用药。世人诊治脾胃病证，每多推崇以上治法，或温补脾气，或滋养胃阴，而皆不离乎补。蒋老积数十年之读书临证体会，提出上法偏重于脾胃之虚证而忽略于实证。脾胃气机升降之枢，水谷传化之器，贵在通行。脾胃病变主要表现为中焦之纳运升降失常，浊阻气滞，颇为多见。故脾胃宜畅利而恶郁滞，治法主张疏行通和，方药多为轻清芳香，旨在调和中焦气机。如是，对脾胃病证之治法更臻完备。

善思揣摩，其"胆欲小"，用心细致，精深入微，从细小处着眼，于疑惑处创见。只有临证反复实践，深思熟虑，端本寻支，则能收到创新求异，立说成论，弘扬岐黄医术之功。

三、承师业，积经验，术有专攻

蒋老师承名医徐氏，尽得其传，临床经验丰富。临证长于内科，兼及妇儿。蒋老主张，为医初则涉及面应广，有关医理诊法方药，须兼收并蓄，消化吸收，广泛涉猎，则思路宽阔，进退从容。积累经验，奠定基础之后，又须由博返约。唐代韩愈《师说》中有句名言"术业有专攻"，由全而专，至关紧要。所谓"专攻"，即选择方向，通过不懈的努力，在专科专病上形成自己独到之专长。而"术业有专攻"，又宜由约返博，博采众长，融会贯通。蒋老临证积累丰富经验，尤其辨治肺经疾患及脾胃病证等，独具匠心。

其中，肺经疾患，蒋老认为气机不利乃其病机之中心，临证治疗则不离乎"化"，意即化痰利气，主张以宣化、温化、清化、润化四法为主。临证运用，得心应手，每多奏效。

论治脾胃病证，倡言五要说。脾胃中州，以气为用；脾胃升降，以通为治；脾胃病变，以湿为多；脾胃辨证，以舌为凭；脾胃用药，以轻为要。据五要之说，自拟"脘痛舒"治疗慢性胃炎之胃脘痛，有效率在90%以上。

由博返约，为"专"奠定基础；由约返博，为"专"吸取营养。博专之往返，颇需"胆欲大而心欲小"之精神。

四、研古义，融新知，活法圆机

中医临证，乃其理论体系科学性与实际运用艺术性两者之有机结合。“智欲圆”者，意寓其中。俗云：“知常达变”“圆机活法”，可谓“智欲圆”之具体运用。

蒋老十分重视吸取新知，临证每参以中西医理，古方新用，灵活变通。例如：

魏某(气虚感冒案)，女，66岁，1984年3月14日诊。

肺卫不固，易于外感，近来反复两月不已，鼻塞咳痰，面部颈项汗出，动则易疲，苔薄白，脉濡细。西医检查，提示免疫功能低下。治以益气固表宣肺。

生黄芪20克，光杏仁(杵)9克，炒白术9克，防风3克，川桂枝6克，生白芍12克，淡干姜3克，象贝6克，桔梗3克，白茯苓15克，炙甘草3克。5剂。

按：该患由于气虚而卫外不固，故常汗出而易感冒，方以桂枝汤合玉屏风散化裁以调和营卫，加强正气以御邪，服药半月计15剂，感冒随之减，自觉体力增强，免疫功能检查亦有好转。方中多数药物经药理实验，有提高免疫功能之作用。其中黄芪与防风相畏相使，黄芪得防风，不虑其固邪；防风得黄芪，不虑其散表。是以散中寓补，补中寓散。而重用黄芪，轻用防风，病证法药互为合拍，达到扶正固表御邪之功。

研求古义，融会新知，书本知识与临床实践相结合，各家之长与近代成果善汇通，见解积累与理论概括互促进，则可师古不泥古，化裁有创新。

上世纪50年代初，蒋老曾治愈一例重症肺炎病人，可谓注重理论指导临床，实践检验理论之典范。李某，男性，31岁。高热咳嗽痰稠，忽又胸闷气逆、痰中时有带血，腹胀脐下按痛，大便干结，小便热赤，唇红舌绛，脉象滑数。蒋老分析，此为温邪犯肺，阳明实热，热伤肺络，《内经》云：“肺与大肠相表里。”故予养阴清肺结合泄热通便法，药用：鲜石斛30克，元参12克，麦冬10克，鱼腥草15克，丹皮9克，川贝9克，炙桑白皮9克，炒淡芩6克，连翘15克，瓜蒌仁(杵)15克，焦山栀9克，鲜芦根30克，生大黄(后下)6克。服2剂后，大便已解3次，身热亦退，咳嗽气逆稍减，舌润津回。药已对症，上方去鲜石斛、元参、瓜蒌仁、大黄，加西洋参3克，北沙参12克，茜草炭10克，2剂。药后痰中带血亦止，腹部胀满疼痛亦平，二便趋常。再以养阴清肺法，5剂调摄而告痊愈。

五、善医术，倡风尚，德才双馨

“行欲方”者，为医拯溺救焚，志行则宜方正。所谓“行方”，《医宗必读》释之曰：“宅心醇谨，举动安和，言无轻吐，目无乱观，忌心勿起，贪念罔生，毋忘贫贱，毋惮疲劳，检医典而精求，对疾苦而悲悯，如是者谓之行方。”医术固然重要，医德尤须高超。医德与医术皆关临床诊治之质量与效果，就两者关系而言，应是以德统才，方为良医。才统于德，无才固不足以成德，而无德以统才，则才为跋扈之才，实足以败，断无可成。历代医家成其名者，除了术有所长外，大多医德境界甚为崇高，吾常侍蒋老之侧，其矢志苦学，为民除疾，尊重同道，淡于名利，感人至深。

蒋老行医之初，时值国家贫困落后，温疫时病每易流行。蒋老致力于温病诊治之研究，活人无算。他说：温病之病因，乃感受时令温邪，属于外感病之范畴；在分类上，由于时令之异和症状之别可分多种，然以风温为主；温病性质属热，其特点易于耗津伤阴动血；其传变以上、中、下三焦和卫、气、营、血为纲，两者纵横相列，经纬交错，故而形成了温病的辨证工具。对湿温证的发热，稽留不清，白痦的出现，神识似明似昧，大便易溏等之脉因证治，见解独特，治法新颖。主张湿温证治，总宜芳香苦辛，轻宣淡渗，流畅气机。兹举白痦为例。蒋老认为，白痦多于湿温中出现，虽属湿温证之特征，然并非均见，乃由汗出不透，邪无出路，蒸发皮肤所致。湿为六淫之一，性重浊而属阴，主于长夏，感之而酝酿成温，其来也渐，邪去也迟，非寒邪之一汗得解，温热之一清即退，故难速已。拜读蒋老治验脉案，多有收益，抄录一则于后，或可见其全貌。

陈某(肠伤寒案)，男，21岁，1955年9月16日诊。湿温时邪，发热不退，胸闷烦渴，周身酸楚，入夜谵语，虽见白痦，不得汗解，大便稍溏，小便短赤，苔白微黄，脉弦滑数。治以宣化清泄。

清水豆卷12克，白蔻仁(后下)3克，杏仁(杵)9克，焦山栀12克，带心连翘15克，生薏苡仁15克，鲜芦根15克，淡竹叶9克，益元散(包煎)12克，白通草3克，广郁金9克，赤苓15克。3剂。

按：本案系湿温之邪留恋气分不解，郁蒸肌腠故身热；湿性黏滞重浊，故虽白痦显汗出而邪未尽泄；胸闷烦渴，乃湿温病邪有向外透泄之势而未得宣畅。故以三仁汤化裁，清泄湿热，透邪外达，宣通三焦气机，以冀透热于外，渗湿于下，使湿温之邪从表里分消。

以病人之疾苦为所急，以拯溺救焚为己任，精勤不倦，学以致用，蒋老正是这样在医教工作60年中勤奋求实，从而积累了丰富的理论知识和临床经验。

蒋老兼职颇多，工作繁忙，诊务甚重，即使在家休息，求诊者仍络绎不绝。居室成诊室，病人为亲人，不辞辛劳，不厌其烦，这正是蒋老治学临证突出之处。如有一诸暨籍少女患者，头痛数年，西医检查，原因不明。心烦失眠，异常痛苦，只得辍学就医。后慕名请蒋老诊治，适逢蒋老休息在家，经悉心辨析，断为肝郁化火，上扰清空所致。二诊治疗，经年顽疾，应手而愈，恢复学习。病家称颂不已。

学 术 思 想

蒋老从医 60 年来，潜心钻研医术，不仅继承了陈氏、李氏、徐氏名门之精华，又吸取各家之长，精勤不倦，学验俱丰，从而形成了自己的学术思想。

一、致力《内经》研究

《内经》是我国现存医学文献中最早的一部典籍，它较为全面地阐述了中医学的学术思想和理论原则，其内容极为丰富，分别从阴阳五行、脏腑、经络、刺法、病因、病机、诊法、治则、摄生等方面进行了较为系统的论述，确立了一套比较完整系统的中医学理论体系。蒋老认为：作为一名医生，不仅要有丰富的诊治经验，还需具备深厚的理论功底，如是，其诊疗技能得以长足的提高，其专业技术才有发展的后劲。《难经·七十七难》说："上工治未病，中工治已病。"虽同能治病，然其医技之精良与粗劣，迥然有别。深入钻研《内经》，重视理论实践结合，自能渐臻"良医""上工"之境界。

《内经》诸篇之中，蒋老认为，在人与自然息息相关的认识下所建立的以五脏为主体，外应四时气候变化，内联六腑、五官、五体等的"四时五脏阴阳"系统，尤具其重要意义。《素问·四气调神大论》说："夫四时阴阳者，万物之根本也。所以圣人春夏养阳，秋冬养阴，以从其根……逆其根则伐其本，坏其真矣……逆之则灾害生，从之则苛疾不起。"四时阴阳的气候变化，是自然界万物生长化收藏的根本，顺应四时之变化，则诸疾不起，而违背四时之气候，则疾病易生。医生可据时令季节之气候异常变化，事先采取措施防治因气候变化而发生的某些疾病，或根据时令气候对人体的影响而因时制宜。如采取"夏病冬治"法以治疰夏等病，"冬病夏治"法以疗支饮咳喘等证，可谓"治未病"之灵活应用。又如治陈某眩晕案，男，27 岁，1991 年 9 月 4 日初诊。两年前因车祸而致脑震荡。嗣后，入秋则头晕目眩，神倦乏力，偶有胸闷，更衣不实，苔薄白，脉细。辨析：缘由外伤，头脑受震，遗留病根，时值秋令，万物潜降，气血不荣。治以益气养血，升清荣窍。太子参 15 克，丹参

15克，赤白芍各10克，生黄芪20克，葛根15克，鸡血藤15克，郁金9克，白蒺藜10克，枸杞子10克，制首乌15克，青龙齿(先煎)15克，炒川芎9克，升麻9克，生甘草6克。7剂而愈。是方以气血双补为主，稍佐化瘀和络，一则使其瘀去血畅；二则使其瘀去新生，气血旺盛。更以芪、葛、升麻升举清阳，头目得以荣养。疏方可称详备精当矣。

运气学说，是《内经》的重要组成部分，有关运气的篇章，从篇幅字数而言，就占了《素问》全书的三分之一以上。而且，运气学说是阐述“四时五脏阴阳”系统的理论工具。《医宗金鉴·运气要诀》说：“不知年之所加，气之盛衰，虚实之所起，不可以为工矣。由是观之，不知运气而为医，欲其无失者鲜矣。”故而，掌握运气知识，不独为研究《内经》之必要，而且能指导临证防治疾病。

然而，运气学说，其理深奥费解，其文艰涩难懂，令学者却步不前。蒋老认为，运气学说运用于临证，则觅其要义，执其要领，则化难为易。临证运用，先明岁气，运气相合，以晓年貌。如甲戌年(1994年)为土运太过之年，太阳寒水司天，太阴湿土在泉。中运之气土克制司天之气水，以下克上，为不和之年。而在泉之太阴湿土与太过之土运之气五行属性相同，又为同天符年。故而该年阴雨天气居多，湿土之气盛行，且气候变化较剧。对于脾肾素虚，阳气不足，寒湿内盛之体质不利，防病治病应着重健脾化湿，温肾利水。上半年寒水之气主事，下半年湿土之气行令。上半年火热之气较衰，寒湿气盛，患阳虚阴盛、心肾阳衰者，应温阳扶火以散寒利水，亦即益火之源以消阴翳之意。下半年在泉之湿土与太过之土运同气相求，湿土盛又有反侮肝木，乘克肾水之嫌，故湿盛阳微者，治应疏肝理气，扶脾益肾，燥湿利水之法，既可制约湿土，又使气行水亦行。所以从全年情况看，健脾化湿法可贯其一年，一则以防克制肾水，二则可生肺金。

年貌既明，再分六步，客主加临，以了节情。大寒至春分为初之气，客气为少阳相火，主气是厥阴风木，主生客，木生火，木火相煽，又受司天之寒水影响，乍热乍寒。心肾阳虚者，尚得木火之助，然肺气弱者，还当培土以生金，固表以御邪。春分至小满二之气，主胜客，火客金，“主胜为逆”，肺虚者尤为有害，更须补肺固表，尚应注意“虚邪贼风，避之有时”。小满至大暑三之气，客胜主，水克火，惟“客胜为从”，尚不为大害。不过，心病受寒水之克制，还应补火抑水。大暑至秋分四之气，湿土之气已主事，客胜主，木克土，于脾湿过盛稍似有利。秋分至小雪五之气，客胜主，火克金，于肺病者仍为不宜。小雪至大寒为终之气，客胜主，土克水，命门火衰最为失利，应健脾化湿去其标，温补元阳固其本。节气不同，治有变更。

蒋老认为：掌握运气应用的基本精神，在于胜衰生克之所在。胜者抑之，衰者扶之，生者助之，克者平之。诚如《素问·六元正纪大论》所说："安其运气，无使受邪；折其郁气，资其化源，以寒热轻重，多少其制。"

可见，为医者，当晓运气变化，岁有不同，时有更迁，气有盛衰。治则因岁、因时而制宜。如是，则能常中知变，活法圆机。

二、主张升降出入

升降出入，是人体气化功能之基本形式，是机体各脏腑组织的综合作用。蒋老认为：人的生理功能虽然很复杂，但概括起来，不外乎"升降出入"四个字。这就是说，在人的生命机能的活动过程中，最基本的表现形式，是人体的精、气、血、津液的上升和下降，宣发于外和灌注于内的过程，即脏腑、经络、阴阳气血矛盾运动的基本过程。因此，任何脏腑经络、阴阳气血生理功能的失常，都必然体现为升降出入功能异常。正如《素问·六微旨大论》所说："出入废，则神机化灭；升降息，则气立孤危。故非出入，则无以生长壮老已，非升降，则无以生长化收藏。是以升降出入，无器不有。故器者，生化之宇，器散则分之，生化息矣。故无不出入，无不升降。"这也就是说，如果人体的精、气、血、津液等物质，外不能宣发于肌肤、皮毛，内不能灌注于五脏六腑，生命机能就会停止；如果人体物质的上升和下降一旦停息，气必将绝。故而，没有物质宣发于外和灌注于内，没有清升和浊降，人也就不可能生长、发育，生机随之息灭。出入升降是人体物质运动的基本特征，没有任何一个形体属于例外。

临证治疗，蒋老主张，应恢复与重建其升降出入之功能，其中，升降重于生长升发以扶养，出入重于邪有出路以祛除。兹录两案，以资佐证。

徐某(便秘案)，女，34岁，1992年4月14日初诊。大便秘结10余年，数日甚而周余一便，更衣不畅，神疲乏力，口咽干燥，舌质偏淡，苔少，脉沉细而弱。治以益气阴，润肠道。

制首乌15克，生黄芪20克，甜苁蓉9克，炒当归9克，瓜蒌仁(杵)15克，郁李仁(杵)15克，桃仁(杵)9克，熟地15克，麦冬10克，制女贞15克，玄参9克，干石斛10克，玉竹10克，炒枳壳6克，桔梗5克。7剂。

4月21日复诊：服药3剂，大便畅行，精神好转，夜寐欠安，舌脉如前，治再上法，去郁李仁、桃仁、石斛，加太子参15克，柏子仁(杵)10克，炒枣仁(杵)10克。7剂，以图巩固。

吴某(便秘案)，男，48岁，1992年4月17日初诊。便秘腹胀两月余，更衣干燥，三四天一便，内热心烦，舌红苔黄，脉弦滑。治以清热化浊通腑。制川朴6克，炒枳实9克，生地15克，广木香6克，制大黄9克，制香附9克，炒黄芩6克，姜半夏9克，青陈皮各6克，焦山栀9克，生甘草6克，郁金9克。5剂。

4月24日复诊：大便已通畅，腹胀亦减，烦热稍除，治守原方，继服5剂而愈。

按：《医学入门》言："一日一便为顺，三四日不便为秘。"上述两案，皆为便秘。但病程有长短，虚实则各异。徐案病久，气阴两虚，阴血不足，肠道津亏，阳气虚馁，通便无力。吴案病暂，热结肠道，腑气不通。两案虽同为大肠传导迟滞，而蒋老施药，前者投以益气养阴之品，并佐黄芪、桔梗升提肺气，枳壳降气利肠，以成增液行舟之势。后者清泄通腑，热从下出，使邪有出路。治法不同，却有异曲同工之妙。

在各种各样的气机升降出入运动中，其中最具关键意义者，乃脾胃之升降功能活动。脾胃之升降，对整体气机的升降出入至关重要。蒋老认为：脾胃居于中焦，通连上下，是升降运动的枢纽。脾胃为后天之本，气血生化之源。脾为脏，属阴，喜燥恶湿，其气以升为健。胃为腑，属阳，喜润恶燥，其气以降为和。脾胃的升降正常，出入有序，就可以维持机体"清阳出上窍，浊阴归六腑"(《素问·阴阳应象大论》)等各种正常的生理功能。反之，若脾胃的升降出入失常，则清阳之气不能敷布，后天之精不能归藏，饮食清气无法进入，废浊之物不能排出，继而变生诸般病证。《吴医汇讲》说："治脾胃之法，莫精于升降……俾升降失宜，则脾胃伤，脾胃伤则出纳之机失其常度，而后天之生气已息，鲜不夭札生民者已。"指出了脾胃升降失常对于整体机能活动的影响，以及治脾胃应注意调整升降的重要性。

脾胃为升降出入之枢纽，升降失常，出入无序，主要表现为：升者不升，降者不降，纳而不入，运而不行，疾病随之而生。治脾胃调升降，蒋老主张顺从脾胃各自特征，脾宜升、宜健、宜燥、宜补；胃宜降、宜和、宜润、宜泄。

徐某(呃逆案)，男，53岁，1984年2月11日初诊。素有脘宇疼痛。近两天忽呃逆不止，昼夜无间断，胸膈痞满不舒，苔腻，脉弦滑。治以清肝和胃，化痰降逆。旋覆花(包煎)10克，代赭石(先煎)20克，广藿香9克，法半夏6克，丁香3克，沉香片(后下)3克，制川朴6克，炒枳实6克，橘皮6克，柿蒂9克，生山栀9克，姜竹茹6克。3剂。

2月15日二诊：呃逆缓解，气促亦平，胸闷不舒仍作，胃脘隐痛，苔白脉弦，治仍上法出入。旋覆花(包煎)10克，公丁香3克，法半夏6克，青陈皮各6克，高良姜3克，制川朴6克，炒黄芩6克，熟莱菔子9克，广木香6克，白茯苓15克。3剂。

按：该证湿热挟痰，阻碍气机，肝木先失条达，胃土又失和降，以胃寒为本，肝火为标。治以清泄降火，辅化痰湿，调畅气机，和中安胃为法，俾其郁火得泄，肝气得疏，痰湿得化，则上冲之呃逆自止，郁火清，胃气降而病告愈。

三、重视顾护胃气

《灵枢·五味》篇指出："五脏六腑皆禀气于胃。"人以胃气为本。所谓胃气，意即脾胃之消化吸收机能在一定程度上代表了机体的抗病能力，说明胃气在人体的特殊重要性。《景岳全书》言："正以人之胃气，即土气也。万物无土皆不可，故土居五行之中，而旺于四季，即此义也。由此推之，则凡胃气之关于人者，无所不至，即脏腑、声色、脉候、形体，无不皆有胃气，胃气若失，便是凶候。"可谓要言不繁。

蒋老主张，察病者，必先察胃气。就其临床表现而言，无论五色、舌象，或饮食状况，无不见其胃气之外象。如面色之红黄隐隐，含蓄不露；舌上之苔，乃胃气之所熏蒸；脉之和缓有力，节律一致，不浮不沉；以及脾胃强而纳谷馨，饮食知味，皆属有胃气之征象。若有劳倦、情志不适、食寒饮冷、暴饮暴食、饮食偏嗜，皆能伤脾、伤胃。脾胃之气既伤，而五脏元气亦不能充，此诸病之所由生。而临证每见，面色萎黄或淡白不华、舌苔少或剥落、脉缓无力、饮食不思等症，乃诊之要点。

《医权初编》说："治病当以脾胃为先，若脾胃他脏兼而有病，舍脾胃而治他脏，无益也。又一切虚症，不问在气在血，在何脏腑，而只专补脾胃；脾胃一强，则饮食自倍，精血日旺，阳生而阴亦长矣。"故而蒋老临证治病，每必本于脾胃，顾护胃气，法有化、理、调、和、养、补之不同。如藿香、佩兰、蔻仁、鸡金、谷麦芽化湿消积，谓之化；白术、枳壳、薏苡仁、茯苓等疏理脾胃，谓之理；木香、香附、郁金、延胡索、砂仁、佛手等调畅气血，谓之调；半夏与黄芩、吴萸与黄连，寒温并用，苦辛同施，有热去热，有寒去寒，中焦气和，谓之和；沙参、麦冬、石斛、玉竹等滋养胃阴，谓之养；党参、黄芪、附子、干姜等温补脾土，谓之补。

由此可见，蒋老用药平淡轻和，意在扶养胃气，顺应脾胃特性。方药虽平淡，然脾胃气和，而于清淡之中见神奇，轻灵之中收其功。

徐某(失眠案)，女，37岁，1980年8月29日初诊。艰寐已有3年，头昏而晕，胸闷腹满，神倦乏力，口苦纳少，近来失眠加剧，心烦不宁，难以入寐，寐则恶梦纷纭。舌苔黄白厚腻，舌质边红，脉象细滑而数。治以和胃化浊以宁心神。制川朴6克，蔻砂仁(后下)各3克，广藿香9克，佩兰叶9克，法半夏9克，生薏苡仁20克，保和丸(包煎)20克，杏仁(杵)9克，炒黄芩6克，郁金9克，六一散(包煎)12克，夜交藤30克，白茯苓15克。

上方服用7剂，头昏寐劣已减，食欲稍增，苔退大半。去黄芩、杏仁，加炒枣仁(杵)10克，鸡子黄2枚，继服7剂，诸症均失，食欲睡眠得以如常。

按：失眠病因，正如张景岳所云："一由邪气之扰，一由营气不足。"所谓邪气之扰，多缘饮食积滞，或痰火，湿热内阻。本案中焦湿热，蕴酿成痰，扰乱心神。《素问·逆调论》所谓："胃不和则卧不安。"盖此类也。治以化、理、调、和并施，化痰浊而和胃腑。证虽属邪实，然处方用药避免苦寒泻浊，不致有损胃气，用心可谓良苦。

万某(晨泄案)，女，60岁，1993年1月5日初诊。腹泻反复半年余。更衣常溏，近来每日早晨天明时分即腹痛泄泻，舌质淡胖，苔薄白而润，脉弦细。脾失健运，肠胃两虚使然。治以益气健脾，调和肠胃。炙黄芪15克，炒白术9克，沉香曲(包煎)10克，炒枳壳6克，煨木香9克，砂仁(后下)5克，诃子肉9克，乌梅9克，大腹皮9克，川黄连5克，佛手片6克，炒薏苡仁20克，炙鸡金9克，蒲公英15克，白茯苓15克。7剂。

1月12日二诊：腹痛减轻，更衣转实，舌脉如前，治仍上法。潞党参15克，炙黄芪15克，炒白术9克，煨木香9克，沉香曲(包煎)10克，炒枳壳6克，蔻砂仁(后下)各3克，诃子肉9克，乌梅9克，川黄连5克，淮山药15克，炙鸡金9克，大腹皮9克，炒薏苡仁20克，炒泽泻10克。7剂。

1月19日三诊：晨泄已止，更衣亦实。苔薄白，脉弦细，再以原法，上方稍作增损，巩固疗效。

按：晨泄，亦名五更泄、肾泄，通常认为乃缘肾阳虚衰，命火不足，不能温养脾胃之故。黎明之际，阳气未振，阴寒较盛，泄泻因时而作，临床常以"四神丸"温补肾阳，散寒涩肠为主治疗。而蒋老认为：脾主运化，胃主受纳，泄泻之本，无不由于脾胃。《医宗必读》说："统而论之，脾土强者，自能胜湿，无湿则不泄。"治则本乎脾胃，然补气健脾，仍不忘调和胃气。药投木香、砂仁、佛手、枳壳、大腹皮等理气和胃，而无补而滞中之虞。

四、注重气之为病

《素问·举痛论》说："百病皆生于气。"并列九气为病，怒则气上、喜则气缓、悲则气消、恐则气下、寒则气收、炅刚气泄、惊则气乱、劳则气耗、思则气结，可见许多内外因素，皆可导致气机失调的病变。《景岳全书》说："夫百病皆生于气，正以气之为用，无所不至，一有不调，则无所不病。故其在外，则有六气之侵；在内，则有九气之乱。而凡病之为虚，为实，为热，为寒，至其变态，莫可名状，欲求其本，则止一气字足以尽之。盖气有不调之处，即病本所在之处也。"实乃真知灼见，句句中的。蒋老甚为赞同，临证注重气分病证，喜用气分方药。就其本病而言，证有气虚、气滞、气逆、气陷之异；治有补益、行气、降逆、升提之别。而气之与精、血、津液、脏腑经络关系密切，故治则不离乎气。

在长期的临床实践中，蒋老体会到，在诸般气分病证中，尤以气机郁滞之变最为常见。《医经溯洄集·五郁论》说："凡病之起也，多由乎郁，郁者，滞而不通之意。"《丹溪心法·六郁》亦说："气血冲和，百病不生；一有怫郁，诸病生焉。故人身诸病，多生于郁。"而气机郁滞之成因，或缘气虚温运无力，或因情志所伤，病邪阻滞。气机郁滞日久不愈，势必由气及血、津液、脏腑、经络等，形成血瘀，湿停，痰生，脏腑失调及经络失和，变生多端。蒋老认为，诸般病证每具气机郁滞之变，法宜宣畅气机，诚如《证治汇补·郁证》所言："郁病虽多，皆因气不周流，法当顺气为先。"

周某(郁证案)，女，63岁，1991年10月4日初诊。精神抑郁，多愁善感，时有幻觉，语言不伦，甚而啼哭，夜难入寐，舌苔薄白而腻，脉细弦。治以行气解郁，化痰宁心。郁金9克，石菖蒲9克，制香附9克，玫瑰花6克，绿萼梅6克，广木香6克，陈胆星9克，白茯苓15克，夜交藤30克，淮小麦30克，北五味6克，红枣20克，炙甘草6克。7剂。

10月11日二诊：药后幻觉减少，夜寐亦安，纳少神倦，苔薄腻，脉细。治续原旨。郁金9克，石菖蒲9克，制香附9克，玫瑰花6克，绿萼梅6克，淮小麦30克，北五味6克，陈胆星9克，竹沥半夏9克，白茯苓115克，红枣20克，炙鸡金9克，炙甘草6克。7剂。

按：《金匮要略》说："妇人脏躁，喜悲伤欲哭，象如神灵所作。"患者情绪抑郁，肝失疏泄，气机郁滞，湿聚痰生，痰气内结。思虑过度，心气亏耗，脏阴不足，神失所养。辨证分析，属"脏躁""郁证"范畴。《医方论·越鞠丸》说："凡郁病必先气病，气得疏通，郁于何有?"故方以疏肝理气为主，并佐化痰之南星、半夏，养心安神之甘麦大枣。气机调畅，而诸症趋于稳定。

由于气郁之因有虚有实，故宣畅气机，非限行破一端。《罗氏会约医镜》说："凡常人之于气滞者，惟知破之散之，而云补以行气，必不然也。不知实则气滞，虚则力不足运动其气，亦觉气滞，再用消散，重虚其虚矣。"蒋老认为，气机郁滞证，其症为实，而其机虚者恒多，气不虚不阻。如脾胃病证，病中满者，皆由气虚之故，气虚不能运行，则气滞而满，气虚不能行水，则湿阻而满，气虚不能消谷，则食停而满。古方补而行之者，不乏其例。如心脾气虚而滞，宜五味异功散；脾胃气虚而滞，宜六君子汤；脾胃虚寒而滞，宜温胃饮、理中汤；脾气下陷，滞而不升，宜补中益气汤；元气大虚，气化不行而痛，宜十全大补汤等，皆补以行气之法，要在补中有运，行而不滞。

罗某(胁痛案),女,38岁,1992年1月17日初诊。2年前曾患乙型肝炎,嗣后稍劳则右胁隐约疼痛,脘腹时感胀滞,神倦体瘦,舌苔白,脉弦。治以补气行滞。炙黄芪15克,西党参15克,炒白术9克,川朴花6克,广木香6克,制香附9克,延胡索9克,郁金9克,炒白芍15克,丹参15克,八月札12克,炙鸡金9克,白茯苓15克,炙甘草6克。7剂。

按:气之虚与滞,譬如江河之水,浩浩荡荡,岂能阻塞。惟沟浍溪谷水浅泥淤,遂至壅遏。不思导源江河,资灌输以冀流通,惟日事疏凿,水日涸而淤如故。患者气虚而滞,肝脾不调,蒋老疏方,补气以助动力,行气以运郁滞,服药半月,即见效应。

五、倡言浊邪致病

蒋老临证辨治,颇重浊邪。考"浊"之义,《说文》言:"浊,水出齐郡厉妫山东北,入钜定,从水蜀声。"《水经注》曰:"水不清也。"意谓混浊,与"清"相对。《荀子·君道》曰:"原清则流清,原浊则流浊。"盖即言此。其原意当为水不清,不干净,混浊。引入中医学病因学说,主要指污秽、混浊之邪,如形容湿浊,或腐败污秽之气,如瘀浊、山岚瘴气、痰浊等。在浊邪之中,以湿浊、痰浊、瘀浊尤为多见。浊有内外之分,外则感受邪气而成,内则多缘气郁而生。气清则水津四布,气郁则水浊而壅瘀。故湿停、痰壅、血瘀、食积,多由气机郁滞不畅,而邪浊内阻,每致气郁。无论外感疾病,还是内伤杂证,常见浊阻气滞。

通过对296例慢性胃炎的舌象观察研究,结果表明,舌苔呈现白腻、黄腻,或灰黑腻,主湿浊内阻者126人;舌紫、瘀点、瘀斑舌、舌下络脉瘀紫,主瘀浊内滞者25人;腻苔与舌瘀并见,主湿瘀交阻者98人,其病因为湿浊或瘀浊者占84.12%,足见浊邪致病之危害性、严重性。故而,临证治疗,注重化浊,调气之时,又宜驱邪、利湿、祛痰、化瘀、消食而去其浊。

范某(癥瘕案),女,33岁,1992年7月10日初诊。右侧小腹胀痛1年余。经B型超声波检查提示(1992年2月18日):子宫右后探及一囊性包块大小约5.4 cm×3.8 cm×3.3 cm,包膜完整,界境亦清,内部可见条片状回声。诊为:右侧卵巢囊肿。腹部发胀,右侧少腹隐痛,舌质淡紫,苔薄白腻,脉弦细。治以理气化痰,行瘀消积。生黄芪15克,夏枯草12克,昆布9克,海藻9克,象贝母9克,生牡蛎(先煎)20克,丹皮9克,丹参15克,小青皮6克,广木香12克,炒薏苡仁20克,绿萼梅6克,炙鸡金9克,通草6克。7剂。

9月4日二诊:上方继服50余剂,腹胀减轻,隐痛偶作,苔薄白,脉弦细,治再原法出入。上方去绿萼梅，加制香附 9 克，乌药 9 克。7 剂。

10 月 23 日三诊：10 月 13 日 B 超复查：子宫右侧探及一圆形边缘不光整包块约 1.5 cm×2.0 cm，内部呈点状回声，诊断为：右侧附件炎性包块可能。苔薄脉弦，治守原方继进，服药 30 剂后复查，包块消失。

按：妇人癥瘕，《灵枢·水胀》篇所载“肠覃”、“石瘕”，似属此类。其言：肠覃乃“寒气客于肠外，与卫气相搏，气不得营，因有所系，癖而内著，恶气乃起，瘜肉乃生。其始生也，大如鸡卵，稍以益大，至其成，如怀子之状，久者离岁，按之则坚，推之则移，月事以时下，此其候也”。“石瘕生于胞中，寒气客于子门，子门闭塞，气不得通，恶血当泻不泻，衃以留止，日以益大，状如怀子，月事不以时下，皆生于女子，可导而下”。可见，肠覃与石瘕，皆为妇女腹中内结肿块的病证。蒋老认为，凡癥瘕之疾，多挟痰浊，痰瘀相搏，阻碍气机，形成气滞血瘀痰凝，浊结成块。《济阴纲目》言：“盖痞气之中，未尝无饮，而血癥食瘕之内，未尝无痰，则痰食血，又未有不因气病而后形病也。故消积之中，当兼行气消痰消瘀之药为是。”本案，蒋老治主行气化浊法，调畅气机，又以化痰散瘀消积，药似平常，然服药四月，癥块竟失。

六、擅长运用和法

和法的记载，始见于《内经》。《素问·生气通天论》说：“凡阴阳之要，阳密乃固，两者不和，若春无秋，若冬无夏，因而和之，是谓圣度。”此“和”乃指调和阴阳，意义较广。汉张仲景《伤寒论》用桂枝汤调和营卫是《内经》调和阴阳理论的一种体现。《伤寒论》言和，有小承气汤缓和通腑以治津伤便结，不便峻泻者。如第 252 条说：“太阳病，若吐，若下，若发汗后，微烦，大便硬结者，与小承气汤和之愈。”第 213 条说：“……可与小承气汤缓和胃气，勿令致大泄下。”以及小柴胡汤和解表里以治少阳半表半里证。成无已《注解伤寒论》中说：“太阳转入少阳……邪在半表半里之间……与小柴胡汤以和解之。”后世论和，一般多限于和解少阳的专剂小柴胡汤，使和法运用范围局限一端。

蒋老认为，和法治疗强调综合调治，疏通气机，在恢复机体生理平衡方面，有独到意义，因而不论是外感疾病，还是内伤杂证，其应用前景十分广泛。蒋老临证善用和法，粗略而计，和法方药十居七八。综观蒋老运用和法之方药，在组成结构上，具有以下 4 个特点：

其一，重视和解药之运用。所遣药物，每多质轻性平，作用缓和，无大寒大热，无峻补峻泻。如柴胡、青蒿、黄芩、白芍、白术等，通过缓和疏解，以和解表里，协调脏腑功能。

其二，相反药物协调组合。如半夏、黄芩、干姜、黄连、党参、甘草等，辛热药与苦寒药同用，滋补药与温清药并施，用药相反相成，寒热并用，或补泻合璧，或苦辛分清，以缓和调理，制亢扶弱，协调阴阳，治疗脏腑不和、寒热夹杂、虚实并存之证候。

其三，巧用扶正补虚药物。柯琴《伤寒来苏集》说："预补其正气，使里气和，而外邪勿入。"如《伤寒论》桂枝汤中之芍、草、枣补养营阴；小柴胡汤中之参、枣扶助正气等，皆见其义。蒋老施补，喜用平补、清补、缓补等，补中有行。而化浊行气之时常佐参、芪以补气助运，诸如此类，足见蒋老用补之巧妙。

其四，配伍调气和血之品。血气者，乃人身之根本。疾病每见气血之失调，蒋老疏方用药每多配伍调和气血之品，然以调气为上，调血次之。调气者，调畅气机为先，如香附、木香、枳壳、佛手、香橼、绿萼梅等。调血者，行血和血为主，如郁金、延胡索、丹皮、丹参、赤芍药辈，意在气血畅达调和，恢复脏腑功能。

总而言之，临床所见之疾病每多证候错综复杂，既非纯虚，又非纯实，既少纯寒，亦少纯热，常呈寒热错杂，虚实并见之状。和法疏通调和，使之归于平衡，诚如《景岳全书·古方八阵》所说："病有虚实气血之间，补之不可，攻之又不可者，欲得其平，须从缓治，故方有和阵。"

董某（头痛案），女，40 岁，1991 年 12 月 9 日初诊。偏头疼痛反复而作 5 年。入冬受寒遇风痛作，甚则恶心呕吐，形寒畏冷，神倦心烦，更衣干燥，苔薄白，舌质偏红，脉细弦带数。治以益气养阴，祛风通络以和理。生黄芪 15 克，太子参 15 克，生地黄 15 克，葛根 15 克，姜黄 9 克，丹参 15 克，炒川芎 9 克，炒僵蚕 15 克，蜈蚣 2 条，制香附 9 克，延胡索 9 克，白茯苓 15 克，淮小麦 15 克，绿萼梅 6 克，炙甘草 6 克。7 剂。

12 月 16 日复诊：药后头痛缓解，治守原方继进。1993 年 5 月 3 日因胃疾就诊，告之 5 年头痛顽疾已除，去年冬令未曾发作。

按：蒋老辨治杂病，据其证候实中夹虚，虚实并重，虚中夹实之不同，分别施以疏化、和理、和养之法。该患者气阴本虚，而风邪阻窍，久痛入络，血液瘀滞，故而虚实并见。治疗气阴双补、调气祛风、行瘀通络兼顾。扶正驱邪，其药力似趋均等，从而达到和理之功。

技术专长

在60载的医教生涯中，蒋老积累了丰富的临床经验，其中对脾胃及肺经疾病的诊治，得心应手，匠心独具。兹归纳如次，或可见其端倪。

一、胃脘疼痛，五法选用

胃脘痛是中医内科常见病证，往往虚实错杂，寒热相兼，诊治颇为棘手。蒋老临证治疗胃脘痛，善用宣畅气机以止痛。并主张气滞之因有不同，理气之法则殊途。因而临证常据因选用疏肝和胃，化湿和中，温中散寒，养阴益胃和健脾益气5法治疗，多获效应。

1. 疏肝和胃法

胃脘痛病名，首载《内经》。《灵枢·胀论》言："胃胀者，腹满，胃脘痛。"说明胃脘痛的病位在胃。蒋老认为：胃为水谷之海，传化物而不藏，位居中焦，为气机升降之枢纽。胃气以通为用，以降为和。气不通降，为痛最易。而胃气郁滞，每为肝气横逆，受其乘克，诚如《沈氏尊生书·胃痛》所言："胃痛，邪干胃脘病也……唯肝气相乘为尤甚，以木性暴，且正克也。"木失条达，气机不畅，横逆犯胃，胃气阻滞，胁脘攻冲胀痛是作。治宜疏肝和胃，调畅气机。药投辛香之品，如柴胡、香附、川朴、香橼、木香之辛温佐川楝、郁金之苦寒，意欲不致过于温燥。然肝体阴而用阳，气郁日久，势必化热生火，而胃为燥土，易成肝胃蕴热。且气为血帅，气既久阻，血亦应病，而成叶氏《临证指南医案》所谓"初病在经，久痛入络"之肝胃郁血。故疏肝和胃又有或兼清热，或兼化瘀之异。前者加蒲公英、左金丸等，后者增延胡索、失笑散等。

2. 化湿和中法

脾与胃相为表里，胃主受纳，脾司运化。饮食不节，恣食生冷肥甘厚味，或饥饱失时，损伤脾胃。脾伤则运化失司，湿从内生。中气被湿困遏，遂成脘痞胀闷不舒，渐生疼痛。《灵枢·经脉》篇曰："脾足太阴之脉，是动则病……胃脘痛，腹胀善噫，得后与气则快然如衰，身体皆重。"蒋老辨析，此由脾病及胃，湿阻气滞，中焦失于调和所致。脾运失健，湿邪困遏，是以腹胀便溏，身重矢气；胃气阻滞，升降失职，故见胃脘作痛、呃逆呕吐。治宜化湿和中。药用藿香、川朴、半夏、苍术、薏苡仁、车前子、通草理气化湿。然脾运失健，胃纳亦惫，日饮水谷，不能消受，易滞中脘，湿食交阻，脘痛益甚。故化湿之中每佐消导和中之品，如谷麦芽、神曲、鸡金、山楂等是。另则，湿虽阴邪，却常视脏腑阴阳不同属性，从阳化热，从阴化寒。脾为阴土，胃为阳土，脾湿及胃，从热而化，湿热胶着互结，而治法则易之以清化和中，连朴、三仁可以择用，以图辛开苦降，淡渗下利。

3. 温中散寒法

《素问·举痛论》曰："寒气客于肠胃之间，膜原之下，血不得散，小络急引，故痛。"寒凝经脉，气血郁滞，不通成痛。蒋老常说：胃脘痛一证，内伤者居多，外感者间或有之，其中或为湿侵，或为寒凝。而寒湿入胃，是为表象，每缘脾胃本虚。此寒气侵胃，乃中阳不振，故为虚阳寒凝，本虚而标实。因而，临床须分别标本而治有侧重，温中宜用附子理中丸，散寒刚投良附、荜澄茄等。然或温中，或散寒，皆欲通畅中焦之气机。

4. 养阴益胃法

胃为阳明燥土，喜润恶燥，得阴自安。胃病日久，最易伤阴。阴液不足，胃失柔润，和降不利，中焦气机因而失畅，蒋老称之为阴虚气滞。症见脘痞隐约灼痛，饱胀嗳气不除，舌红苔少或剥，脉见细象。此气滞乃病之标，若纯用理气药品，香燥者居多。香燥之品，易于劫津伤液，与病之本无益。蒋老常在酸甘之中参以辛香，如沙参、麦冬、芍药、甘草、佛手、香橼、木香、砂仁等，其中酸甘辛甘相伍，酸甘有化阴之妙，辛甘有发散之功，一阴一阳，合而为之，则气阴同治，而免补阴而滋腻滞胃，行气而劫阴伤津之虞。

5. 健脾益气法

中焦脾胃腐熟运化之功，依赖中气之激发与推动，中气一虚，则推动作用减弱，功能失调，胃气因而郁滞不通，此乃因虚而致实。蒋老认为：胃脘痛，肝气郁结者，疏之可通；湿邪内阻者，化之可通；阳虚寒凝者，温之可通，此通则不痛之用也。而气虚所致气滞者，当补而通之。彼则祛邪而通其气，此则扶正而通其气。方用张洁古枳术丸。气虚当补，白术加参、芪等健脾升清以益其气；气滞宜行，枳壳加陈皮、木香等和胃降浊以畅其中。两者相伍，一升清，一降浊，清升浊降，脾胃调和，正合"脾宜升则健，胃宜降则和"之理。

6. 病案举隅

〔案1〕 许某，女，46岁，1991年4月1日初诊。胃脘作痛经年，近感刺痛灼热，心情急躁，口干发苦，食少便结，舌质红紫，边有瘀斑，苔少而干，脉弦细。治以养阴化瘀，理气和中。北沙参12克，麦冬9克，炒白芍15克，郁金9克，蒲公英15克，川楝子9克，延胡索10克，紫丹参15克，佛手片6克，全瓜蒌（杵）9克，八月札9克，鸡内金9克，炙甘草6克，陈香橼5克。7剂。

按：是案胃痛经年，一则久痛入络，气血郁滞，经络失和；二则内有瘀热，伤及阴血，胃失濡润，故胃阴不足，气滞血瘀，虚实互见。疏方沙参、麦冬、白芍、甘草酸甘化阴以缓其痛；郁金、丹参、八月札、金铃子散行气活血以通其络；佐以佛手、香橼、内金疏肝和胃；蒲公英清其瘀热；瓜蒌润肠通便。用药味多，杂而不乱，丝丝入扣，药中肯綮。滋阴而不嫌腻，化瘀而不伤中，故服药7剂，即见药效。继宗原法，调治二月，诸症告痊。

〔案2〕 严某，男，44岁，1991年1月21日初诊。脘宇痞塞不舒，有时腹中胀痛，纳呆，晨起恶心，体疲乏力，大便易溏。经胃镜检查，提示胃窦部浅表性炎症，伴肠腺化生。舌质淡，苔黄腻，脉濡带数。治以健脾益气，化湿清热以畅中州。生黄芪15克，白术9克，炒薏苡仁20克，杏仁（杵）6克，白蔻仁（后下）3克，藿木香各9克，陈橼皮6克，车前草10克，蒲公英15克，谷麦芽各12克，鸡内金9克。嘱服7剂，见效，则守方隔日1剂继服。

6月10日复诊：上方按嘱服用至今，6月7日胃镜复检，病告痊愈。

按：本患脾气素虚，又兼湿热内蕴，气虚运行失畅，湿阻气机郁滞，是以胀痛作矣。治则益气健脾，清化湿热兼顾。蒋老用药以清灵轻巧见长。他常说：遣方用药，务要轻清冲和，灵动流畅，意在维护脾胃。胃脘疼痛，胃腑本有损伤，纵有湿食瘀浊，不堪重剂再创。否则，胃气愈益衰惫，邪气亦难祛除。同时，他还强调守方的重要性，证型辨析既定，主方无须变更，如是，则可提高临床疗效。

二、肠道疾病，诊治特色

蒋老故里，乃鱼米水乡，然则湿邪虫蛊害人最广，脾胃肠腑每被受累。蒋老临证经验丰富，诊治肠道疾病，颇具特色。

1. 便闭泄利，肠病主症

肠道疾病，盖病发于下消化道，其病证甚广，属于中医学“泄泻”“痢疾”“便闭”“腹痛”“肠结”“肠痈”“积聚”“肠风”“脏毒”“疝气”“痔瘘”等范畴。蒋老认为：肠道病变虽多，证候亦杂，然大便为其门户所出，凡病必见其变。而大便异常，不外乎便闭、泄利二端。故临证必询其大便情况，以断病证之寒热虚实。《景岳全书·传忠录》曰：“后阴开大肠之门，其通与不通，结与不结，可察阴阳之虚实。”大肠传导失常，病证遂生。肠道津亏，大肠传导迟滞，而见便结、便闭；水停肠道，大肠传导太过，则见泄泻、痢疾。

大便或闭或泄，常为病家最感痛苦之症，而急需诊治之。肠道病之临床特点有痛、胀、吐、泄、闭等，而泄、闭为其关键。若通其闭，或治其泄，余症每多迎刃而解。蒋老临证善抓便闭、泄利之主症，获效甚捷。如治林某案，女，49 岁，1992 年 2 月 26 日初诊。大便时结时溏 3 月有余，旬前右下腹痛转移至左侧，更衣干结，便血鲜红，迄今未已。前医诊为慢性结肠炎。舌苔白而厚腻，脉弦细。断为湿热蕴结，血络受伤而血从下溢，气机不畅而肠滞腑闭。治以清化湿热，通利肠腑。药用：苍白术各 6 克，制川朴 5 克，蒲公英 15 克，炒黄柏 9 克，炒薏苡仁 20 克，炒椿根皮 10 克，川萆薢 10 克，藿佩兰各 9 克，槐米 20 克，黑地榆 10 克，制大黄 9 克，瓜蒌仁(杵)15 克，炒枳壳 6 克。服 3 剂后，大便畅通，便血亦止，腹痛顿失。

2. 传化职司，化浊调气

《素问·灵兰秘典论》曰："大肠者，传道之官，变化出焉。小肠者，受盛之官，化物出焉。"肠道传化水谷，不断受纳、消化、传导、排泄。肠道之病因病理，有虚有实。虚则阳气不足而失温运，阴津亏虚而失濡润；实则湿停、热结、气郁、血瘀、食滞、虫积等是。蒋老认为：肠道之功能，以气为用，病多气分见累。肠道职行传导化物，虚实更替，宜通行而不宜郁滞，其病重于实而略于虚。而实者，浊滞二字可以概之。凡湿、热、瘀、食、虫等污浊之邪阻滞肠道，传化之职失司，而变生诸疾。其中又以湿浊为基，而善夹杂。诸如湿阻气滞，湿蕴生热，湿聚血瘀，湿食互结，湿热生虫之类。故湿浊为病恒多，是谓要领。

恢复肠道传化之职，蒋老主张从化浊调气入手。化浊者，祛除肠道之病邪。调气者，恢复传化之功能。可谓提纲挈领，执简驭繁。如治张某案，男，25 岁，1991 年 10 月 19 日初诊。年前因"小肠多发性海绵型淋巴管瘤"手术切除小肠 120 cm。绕脐疼痛时作，大便溏薄不畅。舌质淡胖，边有齿痕，苔白而腻，脉细。湿聚痰结为其标，气虚不运为其本。治以益气理肠，化浊行滞。药投：炙黄芪 20 克，红藤 15 克，夏枯草 10 克，象贝母 9 克，炒黄柏 9 克，藿木香各 9 克，生薏苡仁 30 克，丹参 15 克，制香附 9 克，延胡索 9 克，炒枳壳 6 克，生山楂 15 克，车前草 10 克，白茯苓 15 克。调治 2 月，诸症缓解。

3. 腑病治脏，下病求上

大便之排泄，虽由肠道直接主司，然与脾胃之腐熟运化、肝之疏泄、命门之温煦等有密切关系。而肺与大肠相表里，肺气肃降则大肠传导如常，粪便排出通畅。其中，大便异常，肺脾两脏，尤关紧要。大凡泄泻责之于脾，诚如《景岳全书·泄泻》所言："泄泻之本，无不由于脾胃。"便秘之治，多从上焦之肺相求。《临证指南·医案》载叶氏治便闭，"但升降上焦肺气，上窍开泄，下窍自通矣"。蒋老谓非独便秘责肺，泄利亦可从上求治。《伤寒论》已开先河，如葛根黄芩黄连汤即为肺热下移大肠，协热下利之证而立，后世复有"逆流挽舟"之法。其腑病治脏，下病求上之典范，实可取法。如治项某案，男，62岁，1991年11月8日初诊。邪自上受，复又饮食不节，恶寒身热，骨节疼痛，腹痛泄利，日十余次，泻下臭秽不畅。舌苔腻，脉浮滑而数。外邪犯肺，热迫大肠，传化失职使然。治以疏解运滞。处方：荆芥9克，防风6克，葛根15克，藿木香各9克，羌活9克，苏梗9克，炒黄芩9克，焦山楂15克，制川朴6克，谷麦芽各15克，花槟榔9克，炒枳壳6克。5剂而愈。

4. 通调腑气，欲攻先补

《素问·五脏别论》云："六腑者，传化物而不藏，故实而不能满也。"肠道传化水谷之器，以通为用，为降为顺。盖病肠道闭结，总以通调腑气为要，急以攻下通腑，以通为补。蒋老积其数十年之临证经验，提出临床宜竣下猛攻之纯实证，时或有见，然病程延久，虚实夹杂，或虚多实少，为数尤多，而非一时竣下图快而能收其功。当需视其正气之亏虚，欲攻先补，攻补兼施，缓下疏通。兹录验案一则于后并略析之。

张某，男，15岁，1992年1月17日初诊。3年前因急性阑尾炎行阑尾切除术。术后不久，右下腹时作疼痛，饮食稍有不慎，则腹痛加剧，泛恶作吐，大便不通。每次发作即需住院治疗，诊为"肠粘连""不完全性肠梗阻"。痛苦不堪，遂致不敢进食，惟食流质或半流质度日。诊查：面色皖白，神疲乏力，小腹疼痛发胀，恶心欲呕，大便不畅艰出。舌苔薄白而腻，脉沉细弦。治以补肾化浊，润肠通腑。制大黄5克，甜苁蓉6克，生首乌9克，青木香6克，炒枳壳6克，制香附9克，台乌药9克，路路通9克，桃仁(杵)6克，薏苡仁20克，炙鸡金9克，淮小麦20克，紫地丁12克，炒黄柏6克，生甘草6克。7剂。

1月24日二诊：小腹疼痛发胀稍有改善，恶心已除，大便已解。舌苔薄白，脉象细弦。原方去紫地丁、甘草，加酒延胡索9克，蒲公英15克。14剂。

2月21日三诊：腹痛已止，腹胀未平，摄入普食，疼痛未作，大便畅通，面色转红润，体力亦渐增。苔薄白，脉细弦。治再原法以善其后。嘱上方继服7剂。

按：本病出现痛、胀、吐、闭之四大症，与中医学所言之"关格"颇为相似。就四大症状分析，以闭为主要矛盾，故治疗应着重疏通肠道，一旦便通气畅，则痛、胀、吐三症自然缓解消失，因而以通里攻下为治疗之基本法则。然该患病已经年，正气耗伤，且饮食难入，气血生化乏源，实中夹虚，故治宜攻补兼施。《医宗必读》言：

“肾主二便。”故补虚从温肾入手，选用苁蓉与首乌，既能补肾，助通腑之力，又能润肠，增行舟之液。合以大黄轻用，缓缓润下，更佐理气化瘀之品，以去其痞结，疏通肠道，故能收效应验。

5. 约束门户，欲固先行

病久必虚，肠道失约，门户不固，每致久泻久利，滑脱不禁。《类经·疾病类》云：“幽门、阑门、魄门皆食廪之门户。门户不能固，则肠胃不能藏，所以泄利不禁，脾脏之失守也。”大便不禁，固当补脾益气，厚肠固摄，约束门户。然肠腑传导糟粕，本宜通用，且久病正气受伤，邪已内陷，一加补药，便与邪结，一经固药，闭门延寇。故而，蒋老诊治，倡言先行化浊去邪，邪浊既去，补之有益，约而能固，有若漆物使然。如治验久泻案例，颇有启迪之处。

虞某，男，54岁，1992年3月4日初诊。2年前因直肠息肉恶变而行左半结肠切除术及人造肛瘘术。迄今大便泄泻，每日十数行，粪质稀薄，时如水状，腹部坠胀，偶感隐痛，胃纳不思，神倦乏力。舌质偏淡，苔白，脉沉细。脾气下陷为本，浊滞肠道为标。治以化浊行气，调和肠胃。苍白术各6克，炒薏苡仁20克，红藤15克，藿木香各9克，川黄连3克，制川朴5克，炒枳壳6克，败酱草15克，丹参15克，潞党参15克，白茯苓15克，车前草10克，谷麦芽各15克。7剂。

3月11日复诊。腹泻次减，日便七八次，腹痛已止，坠胀仍然，苔脉如前。治以补中益气汤加乌梅9克，煨诃子9克，石榴皮9克。服7剂后，泻次渐少，腹胀减轻。继宗原旨，守方连服1个月，大便恢复正常。

按：《灵枢·口问》篇曰：“中气不足，溲便为之变。”脾气下陷，升举固摄无权，故脘腹重坠，便次频数。本患中气所当急固，然又虑其湿浊瘀滞未尽，欲速而不达，故先行化湿祛瘀去其浊，而免补摄恋浊之虞。待瘀化浊去，则以补中益气，敛肠固涩而收其全功。从中足见蒋老临证如临阵，用药如用兵，立法疏方，井然有次。

三、肺脏疾患，四法述要

肺脏疾患，盖病发于肺之实质脏器或肺之经络，其病证颇广，属于中医学“感冒”“咳嗽”“喘证”“哮证”“肺痿”“肺痈”“肺痨”“咯血”等范畴。肺脏外合皮毛，开窍于鼻，统营卫而司呼吸。蒋老认为：肺位最高，又为娇脏，外感六淫，内伤七情，皆可犯肺，以致气机升降失常，而“肺为贮痰之器”，痰浊阻肺，气机不利，乃肺脏疾患之病机中心。临证治疗则不离乎“化”，而“化”之义，一谓化其痰浊；一谓利其肺气，肺利则气化，浊行而复为津液矣，故“化”之法贯其施治始终。然感邪性质有不同，正气亏虚亦差异，而临证则有宣化、温化、清化、润化4法之别。

1. 宣化法

蒋老认为，肺主一身之表，寒邪可从皮毛束肺，以致营卫失调；热邪则从鼻窍袭肺，导致呼吸不利；燥邪亦可同气相求，引起肺失清肃；而风邪轻扬善行，常与寒、热、燥、湿混合为患，侵及肺脏。诚如《临证指南医案》所言："肺为呼吸之橐籥，位居最高，受脏腑上朝之清气，禀清肃之体，性主乎降，又为娇脏，凡六淫之气，一有所著，即能致病。"蒋老主张，六淫袭肺，治当宣化。宣者，发散表邪，宣利肺气之谓也。选方用药多喜轻清宣透之品，不宜重浊厚实之物，即吴瑭《温病条辨》所谓"治上焦如羽，非轻莫举"之意。如杏苏散治风寒束肺，桑菊饮疗风热犯肺，桑杏汤用于燥热袭肺等。

陈某，男，38岁，1992年6月9日初诊。感冒咳嗽1周。6月3日下午突感形寒恶风，随之发热，即去医院急诊。T：39.8℃，胸部X线透视提示两肺纹理增粗。经抗菌输液治疗，身热稍退，波动在37.6℃～38.2℃之间，头身疼痛，咳嗽痰少，色黄质稠，口唇热疮，咽喉干燥，舌边尖红，苔薄白，脉滑数。治以宣肺清热，化痰止咳。甘菊花9克，炒桑叶9克，金银花15克，连翘15克，炒黄芩6克，前胡9克，浙贝母9克，杏仁（杵）9克，旋覆梗9克，化橘红6克，陈橼皮9克，干芦根15克，生甘草6克。7剂而愈。

按：《河间六书·咳嗽论》言："寒暑燥湿风火六气者，皆令人咳。"邪从皮毛口鼻而入，肺卫受感，壅遏不宣，清肃之令失常，则痰液滋生，阻塞气道，影响肺气出入，故而引起咳嗽。是患热虽在肺，而表邪未除，故宣化之中清泄里热以求表里同治，表里和，肺气利，宣肃功能得以恢复，而身热咳嗽告平。

2. 温化法

《难经·四十九难》曰："形寒饮冷则伤肺。"蒋老认为：胸为清旷之区，肺居胸中，为阴中之阳。胸阳气馁，形寒饮冷，堪称忧患；痰浊阴邪，尤易扰乱；而畏寒肢冷，痰嗽喘咳诸症是以作矣。然究其因，阳气素虚在先，而复以感受寒邪，过食生冷，损伤阳气，或痰浊内生。治宜温阳散寒，利肺化痰。方选《金匮要略》之小青龙辈等，药用半夏、细辛、干姜、桂枝、白芥子、苏子等，诚如仲师所言："病痰饮者，当以温药和之。"

应某，男，64岁，1978年11月2日初诊。咳喘有根，与年俱进，入冬受寒复又上气喘急，胸部窒塞，不能平卧，心悸，肢面浮肿，痰沫艰出。苔白，脉滑。治以温化平喘。炙麻黄3克，川桂枝6克，杏仁（杵）9克，旋覆花（包煎）9克，代赭石（先煎）18克，姜半夏6克，化橘红6克，炒白芥子6克，北细辛1.5克，薤白头6克，白茯苓12克，炙苏子9克，沉香粉(吞)3克。3剂。

11月5日二诊：气喘得减，已能平卧，嗽痰不利，胸闷不舒，苔脉如前，治守上法出入。原方去麻黄、茯苓、沉香，加陈橼皮9克，炙款冬9克，炙枇杷叶6克。3剂。

11月8日三诊：咳嗽已减，出痰亦爽，动则作喘，心悸仍作，肢面浮肿未退，神倦乏力。舌质淡白，脉沉细。治以真武汤化裁为法。淡附片(先煎)4.5克，北细辛1.5克，川桂枝6克，代赭石(先煎)18克，化橘红6克，生姜皮3克，真坎炁1条，炒白术9克，杏仁(杵)9克，白茯苓12克，旋覆梗9克，炙甘草3克。5剂。

按：患者咳喘有根，入冬受寒，痰浊阻肺，外寒引动痰饮，肺气失于宣降，气逆不得平卧。初用小青龙汤合旋覆代赭汤出入，以达温化平喘之旨。服药后痰饮渐消，然因高年心肾阳虚，动则作喘，心悸浮肿，故用真武汤加减温肾纳气化饮以缓其症。

3. 清化法

肺脏状如华盖，居他脏之上。热为阳邪，其性上炎，最易犯肺。故而，《外感温热论》说："温邪上受，首先犯肺。"蒋老认为：热邪壅肺，宣降之失常，关键在于肺失清肃下降，气逆而上则出现喘咳痰壅，热盛气逆之病证。余如热伤肺络，迫血妄行，可见咯血，鼻衄；甚而热毒壅肺，蓄热蕴痰，热壅血瘀，变生肺痈。《素问·脏气法时论》说："肺苦气上逆，急食苦以泻之。"用黄芩清其肺热，杏仁降其肺气，葶苈泻肺利痰，或采用麻杏石甘汤加味清热化痰，泻肺平喘，千金苇茎汤加味清解化痰，消痈散结。

富某，男，43岁，1991年10月4日初诊。咳嗽反复1月，痰中带血1周。病起感冒发热，经治热退，然咳嗽月余不已，痰少而黏，1周前发现痰中夹有鲜红血丝，昨日又见鼻衄。胸膺隐痛，面部潮红。舌质红，苔黄而腻，脉细滑数。治以清热养阴，化痰和络。南北沙参各10克，天麦冬各10克，竹沥半夏9克，炒黄芩6克，黛蛤散(包煎)15克，浙贝9克，化橘红6克，丝瓜络6克，杏仁(杵)9克，白茅根12克，炒瓜蒌皮9克，薤白头12克，丹皮9克，地骨皮9克。7剂。

10月11日二诊：咯血鼻衄已止，咳嗽次数减少，胸痛潮红稍缓，苔薄腻，脉细滑。治续原旨继进，上方去白茅根、丹皮，加郁金9克，佛耳草9克，7剂。后告诸症已痊。

按：该患感冒之后，热恋犯肺，肺气不利，是以咳嗽胸痛；痰热生火，灼伤肺络，而见咯血鼻衄；邪热伤阴，虚热上炎，则见面部潮红。故而，痰热蕴肺，阴伤络损同存。治则清化为主，兼以养阴生津和络安血。痰热渐清，阴津得复，而肺络始宁，咯血自止。

4. 润化法

肺在天为燥，在地为金，燥金之气，内应于肺。外感凉燥、温燥之气，必在肺卫为病；阴津不足，内伤生燥，燥胜则干，或热壅于肺，耗伤阴津，每致肺燥阴伤，气失清肃，干咳气逆。肺有燥热，津液不布，肺失濡润，日渐肺叶枯萎。而久病体弱，肺阴渐亏，瘵虫侵染，日久遂成肺痨。蒋老认为，外感燥热之邪，缘由阴津内已亏乏，故凡外燥内燥之治，法宜润化。方用麦门冬汤为基，以人参麦冬益气生津；甘草、粳米甘缓补中；一味半夏下逆气，化浊沫，以辛燥之品，反佐润燥之力，更显化浊之功。近人谢观云：“宜用半夏少许，入清凉生津药中投之，籍半夏之燥力驱其浊沫，而清凉之药力，始能达于润肺体，此妙用也。”可谓句句中的，要言不繁。

黄某，女，59岁，1992年7月7日初诊。病自2月始，神倦易疲，午后常有低热，咳嗽阵作，入夜时有盗汗，小便频数。经检查，诊断为：“右上肺浸润型结核，右肾结核可能。”曾住院治疗1月，运用抗结核药物后，因肝功能损害而被迫停止。遂转请蒋老诊治。两颧潮红，五心烦热，午后发热，T：37.8℃，干咳痰少，黏稠难以咯出，咽喉干燥，倦怠乏力，小溲清长，夜尿频多，胃纳不思，舌质红而胖嫩，边有齿印，苔薄白，脉细数。治以养阴益气，润肺化痰。北沙参10克，天麦冬各10克，制百部10克，野百合10克，生黄芪15克，竹沥半夏9克，川贝母3克，化橘红6克，旋覆梗10克，地骨皮12克，炙桑白皮9克，怀山药15克，郁金9克，生谷芽15克。10剂。

按：该患属中医学之“肺痨”。《丹溪心法·痨瘵》言：“痨瘵主乎阴虚，盖由痨虫蚀肺，以致肺阴不足，热伤肺络，肺失清肃，炼津为痰，则生干咳。”肺虚不能输布津液，肾失资生之源，则病及于肾；阴损及阳，元气耗损，遂成气阴两虚。《理虚元鉴》倡导“阴虚成劳之统于肺”。故治本养阴益气，润肺化痰之法。守方加减，服药百余剂，咳嗽已止，潮热亦除，后经X线摄片复查，肺结核病灶已趋稳定。蒋老在治痰嗽喘咳之时，喜投橘红、香橼、薤白、旋覆花等理气之品，盖不治痰而治气，气顺则一身之津液，亦随气而顺矣，可谓治痰妙谛。

四、呕吐泛恶，治利咽喉

《圣济总录·呕吐篇》言：“呕吐者，胃气上而不下也。”呕吐泛恶诸症之因，责之胃失和降，气逆于上者，自古迄今，达成共识。然蒋老对其脉因证治，见解新颖独特，施治获效良多。认为：呕吐之缘于胃疾者，固属恒多，而咽喉病痛致呕恶者，亦非鲜见。析其机理,盖有三端。

1. 咽喉为肺胃之门户,乃饮食呼吸之通道

《重楼玉钥》曰:"咽者咽也,主通利水谷,为胃之系。"咽上接口腔,下经食道而通胃腑,是饮食必经之路。《重楼玉钥》又曰:"喉者空虚,主气息出入呼吸,为肺之系,乃肺气之通道也。"喉上连于喉咽,下接气管而联肺脏,为呼吸气体出入之道。可见,咽喉相连,与胃腑关系密切,故咽喉罹疾,如乳蛾、喉痹等,必累及于胃,而致胃失和降,气逆于上,呕恶遂作。

2. 肺胃之气,同司下降

咽喉者,肺胃之所系。肺主气,行呼吸,清肃下降。胃主受纳,腐熟水谷,其气主降。肺胃之气,以下行为顺,上逆则变。肺胃之间,相互影响,互为因累。胃与脾相表里,脾胃不和,健运失职,聚湿生痰,胃气上逆,痰浊上阻于肺,肺失肃降,气逆咳喘,故有二陈汤健脾和胃,燥湿化痰以止咳之证治。反之,肺失清肃,累及于胃,气失和降,上逆作呕。《伤寒论》第 12 条言太阳中风证见"鼻鸣干呕"者,意谓肺胃同司肃降,邪气外受,肺卫受累,其气上逆,胃气亦不下降,故见干呕,诚为明证。

3. 人体呕吐中枢之感受器居于咽喉

咽喉疾患,红肿痒痛等异常刺激,作用于呕吐感受器,而传入大脑之呕吐中枢,引起呕吐反应。咽喉诸疾,引发呕恶,颇为常见。由是,蒋老遇呕吐泛恶之症,每察其咽喉,俟明其因,施治主张肃肺利咽以去病因,不治其呕而呕自止。或利咽肃肺与和胃降逆并施,灵活运用,效如桴鼓。

邬某,女,17 岁,1992 年 11 月 10 日初诊。呕吐反复而作,时已 8 年。病起 1988 年春,因感冒发热,咽喉疼痛,随即引起呕吐。嗣后,咽喉稍有不适,似感异物梗喉,即有气上逆至喉间,迅即持续呕吐,始则吐出痰样黏液,继之呕出胃内容物,复以白色泡沫状痰涎,或咔啡色、青绿色之胃液、胆汁。曾赴多家医院诊治,诊为"神经性呕吐""慢性扁桃体炎",治疗多采止吐之法,然疗效不显,呕吐屡发。体虚易感,乳蛾肿大,咽喉不适,感邪之后,呕吐即作,少则 1 月 1 次,多则 1 月数作,苦不堪言。蒋老辨治:肺胃两亏,肺虚易感,乳蛾肿大;胃失和降,呕吐反复。苔薄白腻,脉细而弦。治以利咽消肿,益气固表,和胃降逆。夏枯草 10 克,板蓝根 15 克,木蝴蝶 6 克,象贝母 9 克,胖大海 9 克,生黄芪 15 克,炒白术 9 克,防风 6 克,姜半夏 9 克,旋覆花(包煎)10 克,代赭石(先煎)20 克,青龙齿(先煎)15 克,绿萼梅 6 克,生甘草 6 克。

治守上方,服药 60 余剂。1993 年 2 月 19 日复诊告知,呕吐已有 3 月余未作,

察乳蛾红肿已消。

按：该患呕吐反复8年，已成宿疾。蒋老辨证从乳蛾着眼，肺虚卫外不固，外邪反复侵扰，乳蛾红肿遗留病根。肺失清肃，胃失和降，故而呕吐应时而作。药选夏枯草、象贝、板蓝根、木蝴蝶、胖大海、甘草等化痰散结，利咽消肿以除病根；辅以玉屏风散益气固表以强体质；更佐旋覆代赭汤和胃降逆；虑其呕吐经久，渐成敏感之质，故增龙齿、绿萼梅宁心解郁。如是施治，而取得良效。

五、把握病机，活用经方

张仲景为一代医圣，其创立辨证论治，开后世理法方药之先河。其方其药，配伍精当，法度严谨，相传沿用，力宏效捷，故后世称之为医方之鼻祖。蒋老认为：经方据其理法而立，亦即从辨证论治而成。就其理法方药而言，依次为说理、立法、遣方、用药；而就其辨证论治而言，相继为辨证求因、审因论治、依法立方、据方用药。故能否灵活运用经方，辨证论治，固为首务。无论以六经辨伤寒，还是以脏腑论杂病，仲师或以辨病为主，或以辨证为先，无不反复诲人以病与证相结合之辨证方法，达到确切掌握其脏腑经络病机之所在。

《伤寒论》第103条说："但见一证便是，不必悉具。"蒋老深得仲师旨意，认为临床病变要具备经方所有之主症并不常见，证候变化多端，各有侧重，因而抓住一二个主症，审症求因，揭示病机。若病机相符，则不必默守成规，希求全症，或可异病同治，使经方的应用范围更为扩大。蒋老活用经方，颇具心得。兹以旋覆代赭汤为例详述之。

旋覆代赭汤，仲师原本为治疗嗳气所制。《伤寒论》第166条言："伤寒发汗，若吐、若下，解后，心下痞鞕，噫气不除者，旋覆代赭汤主之。"其方由旋覆花、代赭石、生姜、半夏、人参、甘草、大枣等组成，具有和胃化痰，重镇降逆之效。蒋老认为：旋覆代赭汤之治疗范围甚广，非限嗳气一端，其方证之病机为胃虚肝乘，痰浊内阻，气机上逆。胃气虚弱，则肝木相乘，中焦失司，水谷不运而变生痰饮。痰阻气滞，升降失常则逆而向上。肺气上逆则见咳嗽喘息；胃气上逆则生呃逆、嗳气、恶心、呕吐；肝气上逆可见头痛、眩晕；血随气逆上涌可致咯血、呕血；而中焦气机郁滞，胃脘疼痛遂生；痰阻气滞血瘀，胸痹心悸是作。本方和胃化痰降逆，诸疾可疗。

本方以旋覆代赭命名，说明两药为主药，不可或缺。《伤寒论集成》曰："凡论中揭一物以名于方者，皆一方主将，犹天之有日，国之有君，不可一日无者也。"旋覆花质轻性温，祛痰平喘软痞，轻可去实，诸花皆升，旋覆独降。代赭石质重性寒，具有止呕、平喘、止血、平肝潜阳、重镇降逆等作用。两者一轻一重，一温一寒，相制互济为用。而生姜、半夏和胃化痰；人参、甘草、大枣和脾养胃，安定中焦，随证或可损益变通。蒋老临证常以本方加减治疗呕吐、嗳气、恶心、呃逆、胃脘痛、厌食、眩晕、咳喘、咯血、胸痹、心悸等病症，盖方证机相合，而获异病同治之功。

〔案一 呕吐〕 王某，男，63岁，1991年6月7日初诊。呕吐伴腹胀1月余。去年12月因“胆总管结石”“十二指肠憩室”，分别行内窥镜取石及胃大部切除术。近日来，脘宇胀闷不适，肠鸣时作，嗳气频频，饮食量少，食入须臾即吐，大便稍溏，苔薄白而腻，脉濡细。治以和胃降逆止呕。旋覆花(包煎)10克，代赭石(先煎)20克，姜半夏9克，蔻砂仁(后下)各5克，青陈皮各6克，制香附9克，炒枳壳6克，炒薏苡仁20克，白茯苓15克。

6月12日二诊：服药5剂，呕吐已止，嗳气亦平，腹胀稍减，纳谷不馨，苔薄白，脉细。治崇原法，调治1月，诸症遂愈。

按：《景岳全书·呕吐》言：“凡呕家虚实，皆以胃气为言。使果胃强脾健，则凡遇食饮必皆运行，何至呕吐?”胃主受纳腐熟，其气主降。该患术后，胃伤失和，水谷不化，湿聚胃中，气逆于上，则生呕吐。胃虚湿阻，气滞上逆，虚实夹杂。蒋老辨析，食入即吐，标急为要，投旋覆代赭汤去参、草、枣、姜化湿降逆止呕为先，加青陈皮、香附、枳壳、砂仁理气和胃；蔻仁、薏苡仁、茯苓化湿调中，湿化气降胃和，而呕吐自止。

〔案二 呃逆〕 阚某，男，27岁，1992年3月13日初诊。呃逆反复而作5月余。去年10月间练习气功时，忽被他人敲打肩背而受惊，遂生呃逆，胸闷心烦，腹部胀满，时有鸣响，大便稀溏，入夜艰寐多梦，苔薄白，脉弦细。治以疏肝健脾，和胃宁心，降逆止呃。旋覆花(包煎)10克，代赭石(先煎)20克，姜半夏9克，郁金9克，川朴6克，制香附9克，绿萼梅6克，淮小麦30克，夜交藤30克，北五味6克，白茯苓15克，炙甘草6克。

3月27日二诊：服药14剂，呃逆未作，情绪稳定，大便转实，腹胀亦轻，原方继进10剂。

按：呃逆总由胃气上逆动膈而成，该患练功受惊走偏，气机逆乱，肝、心、脾胃等脏腑失调。肝郁逆乘脾胃，胃气上冲故呃逆，脾气不运故便溏。肝郁失于条达，心神失于安宁，则心烦寐劣。方中旋覆花、代赭石、半夏降肝胃之逆气；香附、郁金、绿萼梅、茯苓、川朴、甘草等疏肝理气，健脾和胃；淮小麦、夜交藤、五味等宁心安神。脏腑气机调畅，胃气复得和降。

〔案三 胃脘痛〕 马某，女，69岁，1991年9月7日初诊。胃脘胀痛半月不已，得嗳气或矢气稍减，急躁易怒，食欲不振，大便干结不畅，苔薄黄，脉弦。治以理气和胃止痛。旋覆梗 10 克，代赭石（先煎）20 克，郁金 9 克，蒲公英 15 克，制香附 9 克，炒川楝子 9 克，延胡索 9 克，炙鸡金 9 克，全瓜蒌（杵）15 克，炒枳壳 6 克。7 剂。

9 月 14 日二诊：脘痛已止，食欲渐增，苔薄脉弦，治崇原旨，上方去川楝、延胡索，加绿萼梅 6 克，佛手片 6 克。7 剂。

按：本案胃脘胀痛，缘由精神刺激，情志不遂，气郁伤肝，横逆犯胃，胃气阻滞，而生疼痛。肝郁化火，气滞血瘀，不通则痛，为其病机要点。故立法疏肝理气，清热和胃。蒋老以为，旋覆以梗易花，疏肝理气效尤佳。代赭石平肝清热，宣通郁结。故对肝胃不和，气郁热结之胃脘疼痛，每多选用。

〔案四 厌食〕 姚某，男，66 岁，1991 年 5 月 22 日初诊。厌食反复 10 余年，加重 2 年余。曾于 1964 年行胃大部切除术。10 年前，厌恶饮食，食量减少，入夏则显，至秋稍轻。去年始长年不思饮食，每餐至多半两。时吐痰涎，不欲饮水，饮则腹胀，恶心泛呕，食入甘味，每见汗出，形瘦便溏，苔白腻，脉沉细弦。治以和胃化浊。旋覆花（包煎）10 克，代赭石（先煎）20 克，姜半夏 9 克，制川朴 5 克，藿佩兰各 9 克，蔻砂仁（后下）各 3 克，佛手片 6 克，绿萼梅 6 克，炒薏苡仁 20 克，炙鸡金 9 克，炒谷麦芽各 15 克。7 剂。

5 月 29 日二诊：泛呕已平，腹胀减轻，饮食稍有滋味，苔仍白腻，脉沉细，治仍上法。原方去绿萼梅，加炒白术 9 克。7 剂。

6 月 5 日三诊：诸症均有改善，食欲渐旺，每餐约食 50～100 克，苔白，脉沉细。治以益气和胃化浊。旋覆花（包煎）10 克，代赭石（先煎）20 克，姜半夏 9 克，西党参12 克，炒白术 9 克，白茯苓 15 克，炒薏苡仁 20 克，藿佩兰各 9 克，广木香 6 克，佛手片6 克，炙鸡金 9 克，炒谷麦芽各 15 克。7 剂。

按：《临证指南医案》云："纳食主胃，运化主脾。"胃腑失和，纳谷失职，厌恶饮食，虽责之胃，然脾胃相表里，脾喜燥恶湿，脾湿过盛，胃气受阻，纳食不馨。疏方初则和胃化浊为主，湿浊痰饮之标渐除，脾胃气虚之本则显，终以益气和胃收其功。

〔案五 眩晕〕 沈某，女，67 岁，1991 年 11 月 18 日初诊。眩晕耳鸣反复 20 余年，加重 1 月。头昏而晕，前额牵及两侧太阳穴作胀，视物昏花，喉痰不已，纳呆神疲，两足乏力。血压 180/108 mmHg。苔薄白腻，脉弦。治以平肝潜阳，和胃化浊。旋覆梗 12 克，代赭石（先煎）20 克，甘菊 9 克，枸杞子 12 克，女贞子 15 克，旱莲草12 克，石决明（先煎）20 克，明天麻 9 克，槐米 20 克，姜半夏 9 克，川朴花 6 克，怀牛膝10 克。7 剂。

11 月 25 日二诊：头昏已减，喉痰未已，体力渐增。血压 145/85 mmHg。苔薄白腻,脉弦细。上方加生白芍 12 克,7 剂。后告血压稳定。

按:眩晕病机,《素问·至真要大论》首言:“诸风掉眩,皆属于肝。”河间提出风阳化火说;丹溪主张“无痰不作眩”;景岳倡言“无虚不作眩”。蒋老认为,综合各说,证之临床,肝、痰、风、火、虚诸因常兼而有之,而旋覆代赭汤之主治,病机与之贴近。肝之病,有肝阳、风、火、郁等之别;虚之证,有气虚、精亏、血少、肾衰等之异。临床须据证加减施治。该患肝肾阴虚,阳亢化风,又兼痰浊,故平肝化浊并进,二诊调治,症情稳妥。

〔案六 咳嗽〕 康某,女,38 岁,1992 年 1 月 3 日初诊。咳嗽气逆伴咽喉疼痛 1 月余。病起食桂圆后,自感咽喉灼热疼痛,咽红作痒,咳嗽气逆,痰少而稠,时有烘热,夜寐不安。曾服食参类温补,亦见此象。舌质微红,苔薄白,脉细稍数。治以养阴肃肺,清热化痰。旋覆花(包煎)10 克,代赭石(先煎)20 克,南北沙参各 10 克,天麦冬各 9 克,竹沥半夏 9 克,杏仁(杵)9 克,炒黄芩 6 克,浙贝母 9 克,木蝴蝶 6 克,佛耳草 9 克,陈橼皮 9 克,生甘草 6 克。治守原法,三诊服药 15 剂,咳逆告平。

按:本案肺阴素虚,食甘温滋腻而助内火,蕴湿成痰。痰火上结,咽喉红肿;肺失清肃,咳嗽气逆;阴津亏损,烘热内生。旋覆代赭加清润之品,可达养阴清肺,化痰降逆之旨。痰热去,阴津复,清肃之令行,咳逆之症除。

〔案七 咯血〕 包某,男,41 岁,1992 年 2 月 21 日初诊。咳嗽反复 3 月伴咯血 2 次。素体虚弱,易感咳嗽,痰多色白,胸闷且痛。1991 年 11 月 5 日痰中带血,经治而止。半月前又见痰血,时或咯出纯血,其色鲜红。面白少华,形寒肢冷,体倦易疲。胸部 X 线摄片提示为两下支气管病变。苔薄腻,脉细。治以益气固表,化痰和络。旋覆花(包煎)10 克,代赭石(先煎)20 克,西党参 15 克,炙黄芪 15 克,法半夏 9 克,杏仁(杵)9 克,白茅根 15 克,侧柏叶 9 克,仙鹤草 15 克,炙款冬 9 克,炙紫菀 9 克,陈橼皮 9 克,炙甘草 6 克。7 剂。

2 月 28 日二诊:药后痰少血止,胸闷隐痛减轻,原方稍作增损,调治 2 月而愈。

按:本患肺脾气虚,痰浊内阻,痰阻肺络受损,气虚血失统摄,故见咯血。旋覆花为化痰下气之要药,代赭石乃降逆止血之佳品,增补气摄血,化痰宁络之物,标本兼顾,脾气得复,血能归经,无溢于外;肺气得降,血随气行,无溢于上。

〔案八 胸痹〕 金某,男,56 岁,1992 年 3 月 18 日初诊。心胸憋闷疼痛反复而作约半年。诊为“冠心病”。疼痛作时,牵及咽喉胀滞不舒,偶感心悸。苔白腻,脉沉弦。治以理气化痰,宽胸通痹。旋覆梗 10 克,代赭石(先煎)20 克,瓜蒌壳 9 克,薤白头 10 克,姜半夏 9 克,制川朴 6 克,木蝴蝶 5 克,绿萼梅 6 克,郁金 9 克,丹参 15 克,延胡索 9 克,降香(后下)6 克。7 剂。

3月25日二诊：心痛未作，胸闷仍然，苔薄白腻，脉细弦，原方去延胡索，加川芎9克，7剂。

4月1日三诊：胸膺霍然，心悸亦平，守方7剂，以善其后。

按：《类证治裁》言："胸痹，胸中阳微不运，久则阴乘阳位而为痹结也。"心胸清旷之区，阳气不振而受阴邪之击，心脉为邪痹阻不通。所谓阴邪，以痰饮、瘀血为多见。《别录》言旋覆花"能消胸上痰结"。代赭石善镇逆气、降痰涎、通痹结，合瓜蒌薤白通阳散结，行气祛痰，加半夏、川朴、木蝴蝶化痰行气，郁金、延胡索、丹参、降香活血化瘀。痰瘀得化，胸痹始通。总之，蒋老认为：旋覆代赭汤既适用于外感病，更广泛应用于内伤证。本方证属里虚挟实，累及脾胃、肝、肺、心等脏，初在胃肝，后及肺心。临证凡具胃虚痰阻气逆者，便可选而用之，而随证加减疏方，更有进退从容之感。可见，经方活用，获益匪浅。

六、积累经验，自创良方

蒋老在业医执教生涯中，随着用药体会及临证经验的积累，创立了不少疗效突出，切实可用的经验方，兹整理蒋老验方三则于后。

1. 健脾胜湿汤

组成：炒白术9克，制川朴4.5克，白蔻仁（后下）3克，广藿香9克，陈广皮6克，石菖蒲6克，炒枳壳6克，神曲9克，炒薏苡仁20克，白茯苓12克，车前草9克，广木香6克。

功能：健脾助运，分化湿浊。

主治：脘痞腹胀，食欲不振，泛恶欲吐，身倦困重或头身重痛，面浮肢肿，小便短少，大便溏泻，脉濡缓或濡数，舌质淡或红，苔白腻或黄腻。

用法：每天1剂，清水煎，上下午各服1次。

方解：脾主运化，喜燥恶湿，与胃相为表里，位居中焦，中焦脾胃乃气机升降之枢纽。上述诸症乃由脾胃本亏，运化失司，湿浊内生，或感受湿浊之气或过食生冷、油腻之物，而成脾虚湿胜。湿阻则气滞，故脘痞腹胀；湿浊中阻，脾失健运，胃失和降，故而纳呆呕恶；脾胃受湿，清浊不分，并走大肠，是以便溏溲短；湿性重滞，郁于脾土，清阳蒙蔽，则见身倦重痛；脾虚失运，水湿潴留，溢于肌肤，所以面浮肢肿；水湿之邪，压抑脉道，阳气被遏，而见脉濡苔腻。蒋老认为，此证脾虚为本，湿胜为标，治宜标本兼顾。而治湿必先治脾，脾健则湿无以生；治湿需理气，气治则湿易化。并主张邪有出路，湿从下渗。方以《简要济众方》平胃散白术易苍术去甘草加味化裁而成。药用白术、薏苡仁健运脾土作为主药；辅以厚朴、蔻仁、陈皮、木香、枳壳行气和胃;佐以藿香、菖蒲、茯苓、神曲分化湿浊;使以车前草渗湿利水,使湿浊之邪从小便而出。诸药合用,共奏健脾助运,分化湿浊之功。

加减运用:脾虚气弱,湿伤中阳者加党参、干姜;苔腻而黄,口苦溲赤者加黄芩、黄连;身肿腹胀较为严重者加大腹皮,茯苓改作皮用。

按:本方是蒋老治疗脾虚湿阻的代表方。凡消化系统疾病表现为脾胃气虚,水湿内停证者,可选用本方。

典型病例:沈某,男,47岁,1992年1月14日初诊。腹泻反复而作已逾半年。去年6月,因饮食不洁,突发腹痛泄泻,经治而愈。嗣后,饮食稍有不慎,大便次数每易增多,日行四五次,稀软不成形,有时夹有黏液,伴有腹部隐痛。大便常规检查:白细胞少量。本月初曾钡剂灌肠检查,提示为慢性结肠炎。始用抗生素氟哌酸胶囊等效果较佳,近来疗效不显。平时右下腹胀滞不适,胃纳尚可,体疲易乏,面色少华。舌质偏淡而胖,苔薄腻,脉沉而缓。治以健脾助运,分化湿浊。潞党参12克,炒白术9克,制川朴5克,煨木香6克,炒薏苡仁20克,炒枳壳6克,藿香9克,白茯苓12克,炒扁豆9克,神曲9克,车前子(包煎)20克,地锦草12克。

上方连服7剂,便次已减,日行二三次,腹胀腹痛缓减。

1月21日复诊,前方去车前子,加黄芪15克,7剂。药后大便成形,日行一二次,腹无不适,大便常规检查正常,随访3月,腹泻未作。

2. 脘痛舒

组成:川楝子9克,炒延胡索9克,炒枳壳6克,炒白术9克,炒白芍12克,炒香附9克,广木香6克,郁金9克,蒲公英12克,炙甘草6克。

功能:行气活血,和胃止痛。

主治:急慢性胃炎、胃溃疡、十二指肠炎、十二指肠球部溃疡等表现胃脘疼痛或脘腹疼痛者。

用法:每天1剂,清水煎,上下午各服1次。

方解:胃脘疼痛或脘腹疼痛是急慢性胃炎、十二指肠炎、胃及十二指肠球部溃疡最为常见的症状,中医学认为,胃脘痛病位在胃。胃为水谷之海,其气以通为用,以降为和。气不通降,胃腑气滞不通,则生疼痛。胃气郁滞之成因,其脏与胃、肝、脾等关系最为密切,其邪则受寒、瘀、湿、热等影响至为深重。临证治疗,宣畅气机,和胃止痛,当为要务。蒋老合《太平圣惠方》之金铃子散(川楝子、延胡索)、张洁古之枳术丸及《伤寒论》之芍药甘草汤成一方作为基础。其中,金铃子散疏肝行气,活血止痛,功偏泄热;枳术丸健脾和胃,行气导滞,功重温补。两方寒温并用,补泻兼施,正合脾胃之生理特性,使其升降出入有序,气血得以畅行,是为主药。胃喜润恶燥，辅以芍药甘草汤酸甘化阴，缓急止痛。三方合一方，止痛效果尤佳。更佐以香附、木香疏肝理气止痛，郁金、蒲公英解郁行血清热，共奏行气活血，和胃止痛之功。是方虽多辛温香散之品，然得苦寒酸甘之郁金、蒲公英、白芍、甘草等相伍，庶免耗气伤阴之弊。

加减运用：气虚乏力者加党参 12 克，黄芪 15 克；脘痛喜温者去蒲公英，加桂枝 9 克，良姜 9 克；心烦嘈杂者加北沙参 10 克，麦冬 9 克，玉竹 9 克；呕恶泛酸者去芍药、甘草，加炒竹茹 6 克，瓦楞子 15 克；胃纳不振者加鸡内金 9 克，谷芽 12 克；便结不畅者去木香，加瓜蒌仁（杵）15 克，桃仁（杵）9 克。

按：脘痛舒是蒋老治疗各种消化系统疾病引起胃脘痛的经验效方。从 1991 年 2 月至 1993 年 4 月，运用脘痛舒治疗观察慢性胃炎 236 例，按照 1988 年国家中医药管理局医政司颁布的疗效评定标准评判。其中，痊愈 133 例，好转 82 例，无效 21 例，总有效率为 91.1%。

典型病例：陈某，男，48 岁，2005 年 5 月 17 日初诊。胃脘胀痛反复发作 10 余年。经多次胃镜检查及胃黏膜活检，诊断为慢性萎缩性胃炎伴肠上皮化生。胃病经年，脘宇胀满疼痛，面色黧黑，形体稍瘦，神倦乏力，更衣易溏，舌质淡红，边有瘀点，苔薄腻，脉弦细。治以益气养阴，行瘀化浊，理气止痛。炙黄芪20 克，潞党参 15 克，炒白芍 12 克，麦冬 9 克，玉竹 9 克，川朴 5 克，炒香附 9 克，炒川楝子 9 克，炒延胡索 9 克，广木香 6 克，炒白术 9 克，郁金 9 克，蒲公英 15 克，炒薏苡仁 20 克，上方服 7 剂后，自感稳妥，治守原法，连续服药，自 2005 年 7 月始，自觉症状消失。后改为隔日 1 剂。2006 年 4 月 30 日胃镜复查结果为：胃前壁小弯角黏膜慢性炎（活动期），胃窦大弯小块黏膜慢性浅表炎。

3. 芪萸仲柏汤

组成：黄芪 15 克，山茱萸 9 克，杜仲 12 克，黄柏 6 克，白茅根 12 克，茯苓 15 克，牡蛎 20 克，金樱子 12 克。

功能：益气养阴，补肾化浊。

主治：慢性肾炎、肾病综合征而表现腰酸体疲，舌质淡红胖嫩，苔腻，脉沉细弦，蛋白尿者。

用法：每天 1 剂，清水煎，上下午各服 1 次。

方解：慢性肾炎在中医学中属于“阴水”“虚劳”“腰痛”等范畴，其病因病机错综复杂，然不外乎虚实夹杂。蒋老积数十年之临证经验，以“肾虚浊滞”概其机理。其中，肾虚为本，气虚阴虚最为常见；浊滞为标，湿停热郁兼而有之。慢性肾炎虚证居多，尤其是水肿基本消退后，更为显著。即使为实，也属虚中夹实。肾藏精，为封藏之本。肾虚则封藏失职，固摄无权，是以蛋白、红细胞等精微物质随尿流失；浊滞则污秽不去，困遏伤正，而见肌酐、尿素氮等代谢废物难以祛除。气阴不足，则神疲乏力；上不荣色，则面白少华；肾元亏虚，故见腰俞酸楚或疼痛，诚如《素问·脉要精微论》所说："腰者，肾之府，转摇不能，肾将惫矣。"而脉之有力无力，尺部沉取如何，以及舌之有苔无苔，更为证之虚实之重要依据。肾虚则脉多沉细无力，舌胖嫩，边有齿痕；浊滞则脉多见弦，舌呈腻苔。

蒋老据"肾虚浊滞"之病机而立补肾化浊之治法。自拟芪萸仲柏汤，由黄芪、萸肉、杜仲、黄柏、白茅根、茯苓、牡蛎、金樱子等为主组成。以黄芪充其气，萸肉养其阴，合以杜仲补肾益元。萸肉酸温不热，平补阴阳；杜仲甘温不燥，侧重温补。更佐黄柏之苦寒清热燥湿于温补之中，既达清热燥湿而去浊，又图阳中求阴而益肾。茯苓、白茅根渗水湿，清郁热，助黄柏之祛其污浊。祛其污浊者，除其尿中之白细胞，清其血中之肌酐、尿素氮也。牡蛎、金樱子敛阴液，缩水泉，助芪、萸之补肾摄精。补肾摄精者，增其血中之白蛋白，消其尿中之蛋白、红细胞也。其方重于补虚，然补而不嫌滋腻；兼以泻浊，然泻而不虞伤正。故临证选用，效如应桴。

加减运用：体虚易于感冒者加党参 12 克，炒白术 9 克；水肿未消，小溲短少者茯苓改为用皮，加大腹皮 9 克，车前草 10 克，薏苡仁 20 克；口干烘热者加生地 15 克，麦冬 9 克，炒知母 9 克；腰膝酸冷，头昏耳鸣者加仙茅 9 克，仙灵脾 9 克，巴戟天 9 克，菟丝子 12 克；尿赤而见红细胞者加大小蓟各 12 克，阿胶珠 9 克。

按：芪萸仲柏汤是蒋老治疗慢性肾炎的代表方，各种肾病在水肿基本消退后，凡见蛋白尿顽固不消，或氮质血症者，可以试用本方。

典型病例：钱某，51 岁，1991 年 10 月 7 日初诊。肾炎病史 6 年。1989 年 10 月复发加重，诊为"慢性肾炎肾病型"，住院治疗 16 个月。出院检查：浮肿基本消退，血压趋于正常，血清白蛋白 32.0 g/L，甘油三酯 2.08 mmol/L，总胆固醇 7.06 mmol/L，尿蛋白（＋～＋＋）。近半年，夜尿频多，每晚四五次，量多清长，腰脊酸楚，两耳鸣响，神倦乏力，舌质淡红胖嫩，边有齿印，苔薄白腻，脉沉细。治以益气养阴，补肾化浊。生黄芪 24 克，制萸肉 6 克，生地 15 克，杜仲 12 克，黄柏 9 克，金银花 15 克，生牡蛎（先煎）20 克，白茯苓 15 克，白茅根 15 克，金樱子 12 克，芡实 15 克，菟丝子 12 克，潞党参 15 克。

宗上方意，稍作增损，连服 50 余剂。11 月 25 日复诊，尿检连续 3 次蛋白呈阴性。夜尿一二次，腰酸耳鸣减轻，体力渐增。血清白蛋白 38.0 g/L，甘油三酯 1.66 mmol/L，总胆固醇 6.12 mmol/L。1993 年 6 月 23 日随访，肾病未作，已恢复工作。

讲坛实录

蒋老从教，授业解惑，孜孜不倦，在课堂上条分缕析，将艰涩难懂的内容深入浅出地呈现出来，现选其讲稿以作共飨。

一、研经典，《内经》选授

《痹论篇第四十三》

痹是一个病证。从病的变化来取名叫痹。“痹”是闭塞的意思，含有“血气凝滞不和”的意义。即某些致病因子闭塞于经脉，使经脉之气血不能正常运行称“痹”。致病因子是风寒湿三气。由于风寒湿三气有偏多偏少，所以痹证亦有行、痛、着的分别。同时，邪气有侵袭于皮、肉、血脉、筋、骨的；亦有由脏腑俞穴侵入的，症状又各不相同。而四时中邪，即为四时之痹；由表入里，变为五脏之痹。这又是临床辨证论治的一种规律。本篇内容，就是专门讨论这些痹证的有关问题，即论述了痹证的病因、病理、分类、证候、治法和预后等，所以篇名就叫作《痹论》。本篇可与《灵枢·周痹》篇参看。

《痹论篇》可分为五节讨论。

第一节

【原文】

黄帝问曰：痹之安生？岐伯对曰：风寒湿三气杂至合而为痹也。其风气胜者为行痹①，寒气胜者为痛痹②，湿气胜者为著痹③也。

【注释】

① 行痹：疼痛游走而无定处的叫行痹。《风论》：“风者，善行而数变。”所以风气胜者为行痹，凡走注历节疼痛之类，皆是也。

② 痛痹：疼痛较剧，很少移动的叫痛痹。张景岳：“阴寒之气，客于肌肉筋骨之间，则凝结不散，阳气不行，故痛不可当。”又“寒则血凝涩，凝则脉不通，不通则痛矣”。

③ 著痹：即着痹。酸重而疼痛不剧，甚者肢重难举的叫著痹。张景岳："著痹者，肢体重着不移，或为疼痛，或为顽木不仁，湿从土化，病多发于肌肉。"

《内经》中对"痹"有四种不同含义的表述：一是为病在于阴之总称；二是作闭塞不通解；三是麻痹之痹；四是痛风历节之意。本篇行、痛、着痹当属第四种含义。

【原文】

帝曰：其有五者何也？岐伯曰：以冬遇此者为骨痹；以春遇此者为筋痹；以夏遇此者为脉痹；以至阴①遇此者为肌痹；以秋遇此者为皮痹。

帝曰：内舍②五藏六府，何气使然？岐伯曰：五藏皆有合③，病久而不去者，内舍于其合也。故骨痹不已，复感于邪，内舍于肾；筋痹不已，复感于邪，内舍于肝；脉痹不已，复感于邪，内舍于心；肌痹不已，复感于邪，内舍于脾；皮痹不已，复感于邪，内舍于肺。所谓痹者，各以其时重感于风寒湿之气也。

【注释】

① 至阴：此处指长夏。

② 舍：作"稽留"解。即病邪入内稽留于脏的意思。张景岳："舍者，邪入而居之也。"

③ 合：《五脏生成》篇："心之合脉也，肺之合皮也，肝之合筋也……"

【提要】指出风寒湿三气是造成痹证的主要因素。

本节阐明痹证的病因、分类及五体痹的传变。营卫气血在正常的情况下，不断地运行于内部的五脏六腑和外在的四肢百骸，如果风寒湿三气侵袭人体，就会使气血的运行阻滞，从而发生肢体疼痛，顽麻等证候，所以说"风寒湿三气杂至，合而为痹也"。但这"杂至"，不等于都有，有的是风寒的问题，有的是寒湿的问题，有的是风湿问题，是邪气先后错杂而至在人体的表现。但风寒湿三气之中，多有偏胜，因之所表现的症状也就不同。

风为阳邪，善行数变，风邪偏盛的，形成游走疼痛的行痹，所以说风气胜者为行痹。寒邪属阴，如果阴寒的邪气偏胜，就会留于肌肉筋骨之间，凝结不散，阻碍阳气的运行，从而形成肢体疼痛为主的痛痹，所以说寒气胜者为痛痹。湿邪也是属阴，如果阴湿之气偏胜，就会使肢体有重滞感，形成肢体疼痛，重着难移，或麻木不仁，所以说湿气胜者为着痹。着痹较固定，闭着不移，麻木疼痛，肢体沉重，活动不自如，因湿为重着之气。

▲痹的成因、症状和分类

痹
- 风气胜—行痹—痛无定处—如走注历节痛之类
- 寒气胜—痛痹—痛不可忍—即痛风
- 湿气胜—着痹—重着不移、顽麻、痛轻

本文把痹证分为行痹、痛痹、着痹三种，是一个疾病的三种类型，是便于随证施治的分类方法。我们根据上述归类的临床证候，就能辨证识因，从而掌握治疗关键。

▲痹的病理机转

△痛的病机："寒气多也，有寒故痛也。"因为寒气多，血脉必凝滞，故痛。

△不仁的病机："病久入深，荣卫之行涩，经络时疏，故不通，皮肤不荣，故为不仁。"

▲痹证的治疗原则

针对风、寒、湿邪之偏胜而定。

△行痹—散风为主，除寒祛湿佐之，并参以补血之剂，所谓治风先治血，血行风自灭，可选用防风汤。

△痛痹—散寒为主，疏风燥湿佐之，并参以温补之剂，所谓热则流通，寒则凝塞，痛则不通，通则不痛，可选用乌头汤。

△着痹—燥湿为主，祛风散寒佐之，并参以补脾之剂，即土旺则能胜湿，而气足自无顽麻，可选用薏苡仁汤。

参考资料

罗东逸说："痹者闭也，三气杂至，壅闭经络，血气不行，故名为痹。"

《灵枢·寿夭刚柔》篇："病在阳者名曰风；病在阴者名曰痹。"

费伯雄："风为阴中之阳，中人最速，其性善走，窜入经络，故历节作痛，而为行痹。"

李中梓："阴寒之气，乘于肌肉筋骨，则凝泣稽留，闭而不通，故为痛痹，即痛风也。"

张景岳："着痹者，肢体重着不移，或为疼痛，或为顽麻不仁，湿从土化，病多发于肌肉。"

高士宗："痹之生也，生于风寒湿三气杂至于身，合于经脉，而为痹也。"

尤在泾："五脏六腑之正气，为邪所闭，则痹而不仁也。"

人身的皮、脉、肉、筋、骨，内合于肺、心、脾、肝、肾五脏，五脏禀五行之气，外应于四时。肾脏属水，外合于骨，与冬令的气候相应，所以冬季感受风寒湿气，邪气便乘虚侵袭肾所合之骨，形成骨痹。肝脏属木，外合筋膜，与春令的气候相应，所以春季感受风寒湿气，邪气便乘虚侵袭肝所合的筋，形成筋痹。心脏属火，外合血脉，与夏令的气候相应，所以夏季感受风寒湿气，邪气便乘虚侵袭心所合之脉，形成脉痹。脾脏属土，外合肌肉，与长夏的气候相应，所以长夏之季感受风寒湿气，邪气便乘虚侵袭脾所合的肌肉，形成肌痹。肺脏属金，外合皮毛，与秋令的气候相应，所以秋季感受风寒湿气，邪气便乘虚侵袭肺所合的皮毛，形成皮痹。

由于季节的不同，提出有五种痹证，但不是与季节都一致的，这是代表五脏的问题。如肝阴不足的人表现为筋痹，这里除季节以外，主要是从五脏的外合关系讲的，如湿气重的人反映往往是肌痹，所以要从两方面来体会。首先尽管痹证是一种病，而要结合病人本身脏腑功能表现来决定。所以不能机械地认为春天得筋痹，秋天得皮痹，这是不符合临床的。其次，不能认为除了行痹、痛痹、着痹外，还有五种痛痹的概念。辨四季是为了辨痹证的阴阳寒热问题，意义是辨五脏的问题，而五脏要和前面行、痛、着三种痹证结合起来，要相互结合运用于临床。

所以人的内脏，与外在的组织是各有所合的，如果风寒湿气侵袭外在的五体，久留不解，便通过相互联系的关系，由筋脉皮肉骨传入所合的内脏；同时又由于脏气的不足，当它主令的时候，重复感受风寒湿气，以致正气愈虚，邪气益甚，新旧合邪，内传五脏，从而形成肝、心、脾、肺、肾等五脏痹。

这是疾病的相合问题，脏腑在内，在体表有所主的部位，如病在皮则是肺的反映，说明痹证初为风寒湿，其气久则传变于五脏影响其合，所以从皮可以到肺（复感于邪：指传变问题，是从表入里，从外入内的问题）。

所谓五痹者，各以五脏所主之时感受五时（春、夏、长夏、秋、冬）的风寒湿气，即春感为筋痹等，说明辨证要抓住外在的病邪，来探索其属五脏的某一脏。

▲五体痹的治疗

△筋痹—指筋脉拘挛，关节疼痛，不能行走之痹证，《素问·长刺节论》言即风痹也。

△脉痹—热痹之类。《张氏医通》："脉痹者，热痹也。脏腑移热，复遇外邪客搏经络，留而不行。其证肌肉热极，皮肤如鼠走，唇口反裂，皮肤色变。"实证用五痹汤；虚证用人参汤。《太平惠民和剂局方》之五痹汤：姜黄、羌活、白术、防己、甘草、生姜，适用于邪客肌体。《医宗必读》之五痹汤：人参、茯苓、当归、白芍、川芎、白术、细辛、甘草、五味子、生姜，适用于邪客五脏。

△皮痹—《张氏医通》："皮痹者，寒痹也。邪在皮毛，瘾疹风疮，搔之不痛，初起皮中如虫行状。"宜疏风养血，用《证治准绳》之秦艽地黄汤。

△肌痹—又名肉痹。指以肌肤症状表现突出之痹证。《素问·长刺节论》："病在肌肤，肌肤尽痛，名曰肌痹。"多因伤于寒湿，除肌肤尽痛外，或见汗出，四肢痿弱，皮肤麻木不仁，即湿痹、着痹也。近似于结缔组织疾病，如皮肌炎、硬皮病

等，治宜温阳通络，消肿散结。实证用五痹汤；虚证用神效黄芪汤。

△骨痹—《素问·长刺节论》："病在骨，骨主不可举，骨髓酸痛，寒气至，名曰骨痹。"由风寒湿乘虚侵袭骨脉所致，其证痛剧攻心，四肢挛急，关节浮肿，即寒痹、痛痹也。实证用五痹汤；虚证用安肾丸、小续命汤加减。

此节提出：① 辨痹要分风寒湿之偏重的问题，理解其病因、症状与分类的纲要。② 要结合五脏外症的特点来探索。

第二节

【原文】

凡痹之客五藏者，肺痹者，烦满喘而呕；心痹者，脉不通，烦则心下鼓①，暴上气而喘，嗌干，善噫，厥气上则恐；肝痹者，夜卧则惊，多饮数小便，上为引如怀②；肾痹者，善胀，尻以代踵，脊以代头③；脾痹者，四肢解堕，发咳呕汁，上为大塞④；肠痹者，数饮而出不得，中气喘争⑤，时发飧泄；胞痹⑥者，少腹膀胱按之内痛，若沃⑦以汤，涩于小便，上为清涕。

【注释】

① 心下鼓：高士宗："故心痹者，脉不通，心虚则烦，故烦则心下鼓。鼓，犹动也。"马莳："鼓字为句，心下鼓战也。"按：即跳动也。

② 上为引如怀：马元台："上引少腹而痛，如怀妊之状也。"腹中如有物，膨大。高士宗："经脉论：肝病，丈夫病㿗疝，妇人少腹肿，故上为引于下，有如怀物之状。"王冰："上引少腹，如怀妊之状。"亦可。

③ 尻以代踵，脊以代头：尻(音 kāo)，脊尽处，即尾骨。踵，足跟。尻以代踵，谓能坐不能起。脊以代头，谓头俯不能仰。即以尾骶代足跟，以背脊代头之意。

④ 大塞：按《太素》"塞"作"寒"。杨上善："胃寒，呕冷水也。"

⑤ 中气喘争：指腹中攻冲雷鸣，即肠鸣。

⑥ 胞痹：张景岳："胞，膀胱之脬也，胞、脬俱音抛。"高士宗："即膀胱痹也。"

⑦ 沃：王冰："沃，犹灌也。"

【提要】说明五脏六腑痹病的症状。

本节是以五脏为纲领而分五脏的痹证。由此可知，是由于五脏之气受邪(风寒湿三气之邪)而出现五种不同的痹证。凡是痹证的传变，到五脏，就有某一脏的特征。

如肺痹者，除了行、痛、着痹以外，还出现"烦满喘而呕"。因肺脉起于中焦，下络大肠，还循胃口，上膈属肺……风寒湿邪气从经脉到肺，故致此症。烦满闷为风气盛，喘而呕是肺胃的问题。邪在肺不能清肃下降故上逆而喘，由于胃气上逆则呕作矣(辨证要找脏腑与某经方面的病变，联系起来看)。

▲肺痹用五味子汤，肺热用泻白散，肺虚用生脉散。

心痹的特征，心合血脉，三气侵犯少阴心经脉，致使血脉凝涩，经气不通，邪气内扰，所以烦躁而心跳不安；甚则突然上气而喘；心阳上亢，火性上炎，故咽部感到干燥。心主为噫，故噫之为出气也（以其鼓满）。三气影响心气厥逆，则伤心的神志而出现恐症（张景岳："厥气，阴气也。心火衰，则邪乘之，故神怯而恐。"逆气上乘于心，神气不足，神弱而俱凌，故为恐也）。

▲心气痹阻，脉道不通，症见胸中窒闷，心悸心痛，突发气喘，易惊恐，咽干，嗳气，脉沉弦，可见于冠心病及其他一些心脏病。治宜养心祛邪，活血通脉。归脾汤、补心丹、赤茯苓汤、加味五痹汤可以选用。

肝痹的表现，是夜间睡眠不安而易惊，肝受三气的影响，血不能归肝，神志不能安定所致（相火属肝，所以卧惊；肝藏魂，故肝痹夜卧则惊）。多饮数小便（肝经环阴器，抵少腹……循喉咙），多饮开水，小便频数而量少（张志聪：肝气痹闭，则木火郁热，故在上则多饮，在下则便数。上引于中，而有如怀妊之状也）。肝气上逆，少腹作胀故如怀物一样。

▲肝痹夜卧多惊，口渴多饮，小便频数，胁痛，腹部膨大作胀。治宜疏肝祛邪。可用柴胡疏肝散，虚用补肝散，有火用泻青丸、龙胆泻肝汤。

肾痹的表现为善胀，因肾阳虚，阳虚湿气盛，阳不能制阴，肾失去排泄水液的气化作用，因此关门不利，则胃气不转，故善胀。尻以代踵：由于影响了肾所主的关节筋骨，行走以尾骶骨代替足跟（《类经》：尻以代踵者，足挛不能伸也）。脊以代头：是身体不能伸直，弯曲得抬不起头来，这是肾病影响了骨的关系（"脊本在中，而头则俯伏而不仰，其脊反代头也"。张志聪：阴病者不能仰，故脊以代头）。说明肾主骨，大关节不利之故。

▲肾主骨，肾痹则骨失所养，逐渐导致气血运行不畅，因而痰湿瘀血阻滞经络，形成足骨无力或僵直不能站立而以尾骶骨着地代行，颈骨下倾，脊骨高起而驼背。这是痹证发展到了严重阶段。由于病程日久，治法也和一般痹证不同。叶天士的经验是："治痹用搜风剔邪通经活络之品，如全蝎、地龙、山甲、露蜂房之类，并非泛泛使用。"他治痹不主张大用发汗之药，指出："羌防葛根自泄其阳，必致增剧，焉望痛缓。"后世医家得到叶氏的启发，采用祛邪与扶正互相兼顾，阴阳气血彼此调剂，方能达到治疗目的。

脾痹的症状，由于脾主四肢，脾痹则四肢无力。有咳嗽呕吐痰沫清水，是脾胃之气上逆所致。脾脉络胃上膈咽喉，由于脾痹，而脉不行，则发为咳呕，甚则中焦以上痞满不通（上为大塞）。张志聪说："肺气不能通调，故上为大塞。"

▲脾痹治宜益气温中，健脾消滞。白术汤（《证治准绳》）、枳实消痞丸、参苓白术散等可以选用。

肠痹与胞痹是六腑痹中之两种，说明五脏各有其痹证，而六腑也有痹证的。

肠痹的表现，多饮而小便不通利，大便异常（小肠为心之腑），小肠燥滞，火逆郁于上而为多饮，下则小便不通利。中气喘争：是气虚而湿盛之故。湿多津液少，气虚不能化水，故肠鸣，气虚湿盛不能固摄，故常腹泻；气虚失运，大便常含有不消化之食物。

胞痹者，少腹膀胱按之内痛（胞：太阳膀胱，释为胞宫是错的）。指出少腹膀胱部按之疼痛，好像有热水浇灌那样不舒服的感觉，在下表现为小便不通畅，在上表现为鼻流清涕（张志聪：水闭不行，则蓄而为热，小便欠畅；膀胱之脉从巅入脑，脑渗则为涕。上为清涕者，太阳之气痹闭于下，不能循经而上升也）。

这节主要是指临床辨证的区别，主要讲授五脏六腑的痹证要找出其症状作为辨证的依据。

第三节

【原文】

阴气[①]者，静则神藏，躁则消亡。饮食自倍，肠胃乃伤。淫气喘息，痹聚在肺[②]；淫气忧思，痹聚在心；淫气遗溺，痹聚在肾；淫气乏竭[③]，痹聚在肝；淫气肌绝，痹聚在脾。诸痹不已，亦益内也。其风气胜者，其人易已也。

帝曰：痹，其时有死者，或疼久者，或易已者，其故何也？岐伯曰：其入脏者死，其留连筋骨间者疼久，其留皮肤间者易已。

【注释】

① 阴气：此处指五脏之气。张景岳："脏气也，五脏者，所以藏精神魂魄志意者也。"

② 淫气喘息，痹聚在肺：淫气指致痹之邪气。皮肉筋骨之邪，循经侵淫入里，若见喘息，为痹聚在肺，余脏准此。

③ 乏竭：即气血衰败，疲乏力竭之意。

【提要】叙述五脏内伤的痹证。

这里提出五脏之所以成痹，往往以内伤为本，由于内不足，则外邪得以乘之。

阴气：即指五脏之气。五脏的阴气要安定正常，则神可藏于五脏。如果脏气不能安定（偏盛偏衰），则神志不藏而消亡（静：安定正常；躁：不能安定）。

但是也要理解到在三阳经的六腑也有内伤的，如："饮食自倍，肠胃乃伤。"饮食物是人体所必需的营养物，如过度超量，往往反而害人，所以饮食自倍，肠胃受伤，则风寒湿之气有入侵的条件，侵入则能成痹也。

这里主要说明五脏六腑内伤造成邪气入侵的条件。淫气：指风寒湿之邪气。淫气在肺、心、肾、肝、脾，是指五脏先伤，淫气入于不同的脏器。至于五脏之痹，前面已经谈过，这里再进一步提出还有其他症状可以验证的：如肺脏损害，则呼吸喘促，以肺主气，故说淫气在肺；如心脏损害，则忧愁思虑，思维属心，故说淫气在心；如肾脏损害，则引起遗尿（肾与膀胱相表里），故说淫气在肾；如肝脏损害，则疲乏力竭，以肝藏血，筋失所养，故说淫气在肝；如脾脏损害，则肌肉消瘦，以脾主肌肉，故说淫气在脾。

说明某一脏损伤，三气就要在某脏发生病变，病证是由某脏之特征而定的。从特征的表现可以测知某脏气伤。并指出各种痹证，如果日久不愈，皆可由在表的邪气入于虚损的内脏。

五脏痹的临床表现：
- 肺—呼吸喘促
- 心—忧愁思虑
- 肾—引起遗溺
- 肝—疲乏力竭
- 脾—肌肉消瘦

虽然风寒湿三气都可以致病，如果单纯的风气偏盛，病邪在表而不传于里，与寒湿二气比较起来，则容易治愈。因“寒、湿”二气为阴邪，湿邪重浊不易解除。单纯风气，则易愈，因风为阳邪之故（风胜为行痹，而寒湿则为痛痹、着痹，其势较难愈耳）。

同时又提出各种痹的不同情况，有病死的、有多年不愈的、有很快就好转的。这是何种原因？这取决于病邪的深浅，性质的严重与不严重（邪伤五脏病难已，故有治五脏者，半死半生之说。见《素问·阴阳应象大论》）。痹之邪气入于脏者严重，入于筋骨之间较轻，在肌肤的话病最轻。马元台曰：“邪气入于脏，脏气绝则死；有疼久者，正以邪气留连筋骨之间，外不出而内不得入，所以疾久而未已也；有易已者，正以邪气留于皮肤之间，浅而易散，所以易已也。”这是指疾病的预后而言的。

第四节

【原文】

帝曰：其客于六府者，何也？岐伯曰：此亦其食饮居处，为其病本也。六府亦各有俞，风寒湿气中其俞，而食饮应之，循俞而入，各舍其府也。

帝曰：以针治之奈何？岐伯曰：五脏有俞，六府有合[①]，循脉之分，各有所发，各随其过，则病瘳[②]也。

【注释】

① 合：指合穴而言，如胃之足三里穴，膀胱之委中穴，胆之阳陵泉穴等。

② 瘳：音chōu。病愈谓之瘳。

【提要】病在六腑的痹证以及用针刺的治疗方法。

这一节谈到外邪客于六腑而成痹证，但也是内在因素起决定作用，故外邪得以乘虚而入。根本原因在于居处失常，则邪气外入；饮食不节，则肠胃内伤，所以在于起居饮食问题。

上节谈到“饮食自倍，肠胃乃伤”，也即是这个道理。由于饮食起居伤了三阳之气，使风寒湿之邪气有机可乘入于三阳经，这是痹证的根本。六腑各有俞穴（经穴），三阳主表，今六腑伤，腑之气不能运行到俞穴，三气可侵侮于经俞。而内已由饮食起居所伤的病变，则风寒湿邪气就在所伤之经反应，邪气循阳经俞穴而入于各自的腑，从而形成痹证。

上面谈了风寒湿邪气侵入为痹的经络，除了体表传入五脏之俞之外，也可由六腑之合侵入。

腑痹如何以针刺治疗？由于五脏各有俞穴：肝之俞穴是太冲；心之俞穴是神门；脾之俞穴是太白；肺之俞穴是太渊；肾之俞穴是太谿。六腑各有合穴：胃之合穴是足三里；胆之合穴是阳陵泉；大肠之合穴是曲池；小肠之合穴小海；三焦之合穴是委阳；膀胱之合穴是委中。这些俞穴、合穴，循着经脉所属的分布，各有发病的部位，在针灸治疗时应该各随其病之所在部位而针刺，则痹证也能好了。

总的说明针刺治疗脏腑之痹各有其方法，治五脏痹当取之于俞穴；治六腑痹当取之于合穴，各随其发病部位而针刺，则能达到治愈疾病的目的。

第五节

【原文】

帝曰：荣卫之气，亦令人痹乎？岐伯曰：荣者，水谷之精气也，和调于五脏，洒陈[①]于六府，乃能入于脉也。故循脉上下，贯五脏，络六府也。卫者水谷之悍气也，其气慓疾滑利[②]，不能入于脉也，故循皮肤之中，分肉之间，熏于肓膜[③]，散[④]于胸腹。逆其气则病，从其气则愈，不与风寒湿气合，故不为痹。帝曰：善。

【注释】

① 洒陈：散布的意思。

② 慓疾滑利：慓疾，急疾的意思。慓疾滑利，形容卫气运行急疾而流利。

③ 肓膜：即体腔内脏之间的膜。张景岳：“肓者，凡腔腹肉理之间，上下空隙之处，皆谓之肓。”膜，筋膜也。

④ 散:《甲乙经》作"聚"。

【原文】

痹,或痛或不痛,或不仁,或寒,或热,或燥,或湿,其故何也?岐伯曰:痛者,寒气多也,有寒故痛也。其不痛不仁者,病久入深,荣卫之行涩,经络时疏①,故不通②,皮肤不荣,故为不仁。其寒者,阳气少,阴气多,与病相益③,故寒也。其热者,阳气多,阴气少,病气胜,阳遭阴,故为痹热。其多汗而濡者,此其逢湿甚也,阳气少,阴气盛,两气相感,故汗出而濡也。

【注释】

① 疏:空虚的意思。

② 不通:《甲乙经》"不通"作"不痛"为是。

③ 益:有增加、助长之意。

【原文】

帝曰:夫痹之为病,不痛何也?岐伯曰:痹在于骨则重;在于脉则血凝而不流;在于筋则屈不伸;在于肉则不仁;在于皮则寒。故具此五者,则不痛也。凡痹之类,逢寒则虫①,逢热则纵。帝曰:善。

【注释】

① 虫:《甲乙》《太素》均作急。急谓拘急,与下句"纵"字相对,作"急"为是。张景岳:"逢寒则筋挛,故急;逢热则筋弛,故纵也。"

【提要】从营气、正气在人体的生理发挥说到多种痹证的不同病机。

"荣卫之气……故不为痹"这一段主要说明营卫的来源和循行部位,并简述它们的功用。

营卫之气运行不息,是否也能使人产生痹证?

营气是食物中最精华的部分,不但平和均匀地渗透协调于五脏,而且也遍布于六腑。这是因为其能注入于经脉之中,随着经脉的上下循行,贯通于五脏,联络于六腑。

卫气是食物中的悍气(精微中的悍烈部分)。悍气,强而有力,卫气比营气的运行力量要强。悍疾:强快。因为其性强悍,运行迅速而滑利,所以不能运行于经脉之中,而运行于皮肤之中,腠理之间,温润脏腑间的肓膜,散布于胸腹,说明卫气也是随经脉运行,在外于皮肤肌肉间的三阳经脉,在内充满于脏腑之间的经脉。这是指营气和卫气的生理功能。

逆:外来邪气对营卫之气运行的障碍。从:顺从外来的规律。如邪气妨碍营卫之气则病,如外来之气不能影响营卫之气则愈。营卫之气强,不与风寒湿之气合，所以不成为痹。

张志聪：“盖言痹在皮者，肺气之所主也；痹在肌者，脾气之所主也；痹在脉者，心气之所主也。营卫之气，虽在皮肤脉络之间，行而不留，故不与邪合。”

“痹，或痛，或不痛……故汗出而濡也。”这一段是说明痹病的各种病理机能。主要提出痹证因诱因不同，所以出现的症状亦有不同。因而痹病有痛的，有不痛的，或肌肤麻木，不知痛痒，或发寒，或发热，或皮肤干燥，或皮肤湿润等的不同。

痛痹是寒的性质来决定的。寒气偏盛，寒气促使人体血行滞缓或凝泣，所谓不通则痛，因此说是寒气多的缘故。

痹证不痛而是麻木不仁：风寒湿气病久入于肌肉、经脉，由于病邪深入，营卫通路产生障碍而运行不流利，经络中营卫之气少，不能濡养和温养经络，皮肤失去营养则为麻木不仁。麻木不仁是营卫气血的问题，“木”是阳气不足，“麻”为营血不行。《素问·逆调论》：“荣气虚则不仁，卫气虚则不用。”张景岳指出不仁指不知痛痒寒热，不用指不能举动。根据这些见解，也就是说营气虚则皮肤不荣而为不仁；卫气虚则营卫行涩，经络时疏（空虚），故为不痛。

有的痹病表现为“寒”，是阳气少，阴气多。《类经》：“凡病寒者，不必尽由于外寒，但阳气不足，阴气有余，则寒从中生，与病相益，故为寒证。”

《素问·阴阳应象大论》：“阴胜则寒，阳胜则热。”也是这个道理。所以人体的阳气不足，则阴气胜，阴胜则寒，假使感受外寒的侵入，所谓与病相益，则更加寒了。关键是卫阳少而不能温养（阴气多有的是寒湿邪气多；有的是阳气虚少，而不存在寒湿邪气）。阳少加阴气多，则更觉发寒。此虚寒证用桂附；阳不足而寒湿重用乌头汤。

有的痹病表现为热：皮肤、关节热痛。这与上面相反，如果人体阳气有余，阴气不足，邪气侵入人体之后，如果人体的阳盛，可以化寒为热，因此称为痹热。

阳气多是邪热的问题，阴气少为正虚不足的问题，是脏腑之气少。“遭”在《针灸甲乙经》中为“乘”字。阳热邪气加之于经脉中的正气，故而发为痹热。

其多汗而濡者：湿气太盛，阳气少，阴寒之湿气盛，不能克制，则阳气越虚，湿气更不能化，病邪与阳虚结合，阳虚表不固而汗出而濡（湿润）。关键在阳气虚，治疗要扶阳。

▲热痹（急性风湿性关节炎），也称风湿热痹，病势急，热象重。患者阳气有余而阴气不足，邪气侵入人体之后，由于阳气盛即可化寒邪为热，湿热交炽，或直接外感湿热，侵袭肌腠，阻滞经络，发为此病。治宜疏风清热，祛湿通络。

“夫痹之为病，不痛何也……逢热则纵。”指出五种不痛的痹证。这里所谈的痹证较上段为轻。因未伤及其气，故为不痛的痹证。由于邪气所客的部位不同，因此这里不分五脏所属加以说明。张隐庵:“经云气伤痛,此论邪痹骨、肉、经脉之有形,而不伤其气者,则不痛也。”这说明邪气侵入人体经脉、骨肉之间,尚未伤害其气,因此没有痛的感觉,而只有肢体重滞,血行不畅,筋脉拘急,肌肉不仁,或畏寒的现象。从临床上来印证,是属于湿痹的成分为多。

- 五种不痛的痹证
  - 骨—身重
  - 脉—血行不畅
  - 筋—屈不伸
  - 肉—不仁
  - 皮—体寒

大凡痹证之类,遇寒则拘急,遇热则弛纵,说明痹病基本是寒或热,但属寒的较多。寒急热缓,此其大略也。

本篇要点

1. 指出痹病的原因是风寒湿三气杂至。但由于三气之中,各有程度上轻重的不同,以及邪气侵入部位或体质的不同,因此产生各种不同的病变或症状。

2. 痹病的分类

- 痹
  - 从原因上分类
    - 风胜——行痹
    - 寒胜——痛痹
    - 湿胜——着痹
  - 从四时受邪部位上分类
    - 春筋痹
    - 夏脉痹
    - 至阴肌痹
    - 秋皮痹
    - 冬骨痹
    - 病邪进入脏腑
      - 肝痹
      - 心痹
      - 脾痹
      - 肺痹
      - 肾痹
      - 肠痹
      - 胞痹

3. 风寒湿气侵入为痹的径路,一可由皮、筋、骨、肌、脉等体表传入,二可由五脏之俞、六腑之合侵入。

4. 说明营卫之气,是循环不息地运行着的,没有风寒湿三气与之相合,是不会发生痹病的;反之则造成痹病。但其主要原因在风寒湿三气,而不在营卫之气。

复习思考题

1. 试述痹证的成因、症状和分类。

2. 试述五体痹的形成及其与五脏痹的关系。

《痿论篇第四十四》

痿：四肢萎弱，举动不利。从本篇内容来看，致痿的原因很多，有外感，有内伤，有偏热，有偏湿。而五脏之热，尤其“肺脏之热”是为主因，所以提到“痿证的根源在肺”。肺主宗气，营卫之气通过宗气运行。四肢之痿，首先是由于肺气伤，气不能达于四肢，精液不能营养四末，而致肢体痿废。提出治痿独取阳明的治疗原则，因胃为气血生化之源，肺之精气来源于脾胃，故“治痿独取阳明”，使阳明水谷精微不断充盛于肺而滋养四肢。

痿证总的概念是身体软弱，四肢萎弱无力，手不能握，足不能行。本篇以五脏所合五体的理论，分别论述了痿躄、脉痿、筋痿、肉痿、骨痿等五种痿证的病因、病理及其辨证和治疗，所以篇名叫做《痿论》。

本篇可以分三节来讨论。

第一节

【原文】

黄帝问曰：五脏使人痿，何也？岐伯对曰：肺主身之皮毛，心主身之血脉，肝主身之筋膜，脾主身之肌肉，肾主身之骨髓。故肺热叶焦，则皮毛虚弱急薄[①]，著[②]则生痿躄[③]也。心气热，则下脉厥而上，上则下脉虚，虚则生脉痿，枢折挈[④]，胫纵而不任地也。肝气热，则胆泄口苦，筋膜干，筋膜干则筋急而挛，发为筋痿。脾气热，则胃干而渴，肌肉不仁，发为肉痿。肾气热，则腰脊不举，骨枯而髓减，发为骨痿。

【注释】

① 急薄：形容皮肤干枯的形象。

② 著：留而不去的意思。张景岳：“在外则皮毛虚弱而为急薄，若热气留著不去，而及于筋脉骨肉，则病生痿躄。”原本“著”字后为句。今从诸注家将“著”移入下句。

③ 痿躄：“躄”，两足痿废不能行。痿躄，是手足痿废之通称。

④ 枢折挈：“挈”，提挈的意思，四肢失养，关节运动不灵，不能提挈，如枢纽之折，故曰：“枢折挈”，是关节不能随意举动的意思。

【提要】论述五痿的成因、症状及其与内脏的联系。

这里提出五种不同的痿证，但有一个共性，即气分有热，损伤津液，以致津液不能运行四肢，故气热伤津是痿证之主要原因。

痿证分五脏，为何五脏都会出现痿证？

肺的功能是输布精微，濡养五脏，滋润皮、脉、筋、骨、肉。肺主皮毛，今肺气热，肺气太热，则肺叶枯痿，肺的津液受伤，五脏失去津液的滋养，所以在内则肺热叶焦，在外则皮毛焦枯，故皮肤干枯不潮润。如果邪热留而不去，影响到筋、脉、骨、肉，则要产生痿躄，即四肢痿废不用的病证。痿躄：临床表现为“四肢软弱无力”为主症，尤以下肢痿弱，足不能行为多见。

心主血脉，心气热，则心火亢盛，火性上炎，则在下之气血，随火逆而上行，气血上行，则下脉空虚（上盛下虚），而影响心主血脉，在上有热，在下营血虚不能荣养经脉，故痿从心所主的血脉产生，心脉外通于四肢关节，失去血液的荣养，又受气热的侵袭，筋脉失养，致筋脉萎缩，所以出现的症状是关节枢纽如折断的形状，不能提挈，足胫也驰纵而不能任地，造成经脉萎缩的症状。

肝性喜条达，胆附肝上，肝气热，胆受热灼，致胆汁外溢，故口苦。肝主筋，今肝受热灼，则营血减少，筋失濡养，致筋膜干枯，筋膜干，则筋脉拘急而挛缩，故不能行动，则为筋痿。

脾与胃相表里，今脾有热，不但失去运化水谷精微的功能，不能充养肌肉，同时灼伤胃液，胃热而津液干涸，故出现口渴的现象。另一方面，脾主四肢肌肉，由于脾气热耗伤津气，不能濡养肌肉，使肌肉麻痹不仁，失去痛痒感觉，而成为肉痿。张隐庵说：“脾气热，则胃干而渴，脾胃之气并主肌肉，阳明津液不生，太阴之气不至，故肌肉不仁，而发为肉痿。”

肾主骨，腰为肾之府，骨生髓，这些都说明肾与腰和骨都有密切关系。如果远行劳倦，或房劳太过，均能使肾气衰弱。今肾气热，则精气耗伤，致使骨失去濡养而不利，腰脊也不能正常的前俯后仰活动自如，所以骨髓亦随之干枯，而成骨痿。

五脏之痿，主要是热的问题，伤津伤气而致痿。热一般由肺脏起因，由于肺为五脏之华盖，故其热可影响其他四脏。其病由于热，而又以“肺热叶焦”为其主因，在病机上又均与脾胃津液枯槁有关，故痿证大多属热属虚。治疗原则以“清热滋阴”为主，所谓“治痿独取阳明”之意。但也有湿热成痿（后世发展），乃属虚中有实，又当以清化湿热为主。总之痿证在于精气二伤。

▲根据以上讨论，归纳原文，结合实践，对于五痿的成因和症状，可作以下的归纳：

△痿躄（肺痿）—成因：肺热叶焦。
症状：皮毛焦枯，足膝无力，不能任地。
治法：清热润燥，养肺益胃。
方药：《医门法律》清燥救肺汤（桑叶、石膏、甘草、人参、胡麻仁、阿胶、麦门冬、杏仁、枇杷叶）加减。

△脉痿(心痿)—成因：经脉空虚。
症状：四肢关节不用，足胫纵缓。
治法：清心泻火，养血活血。
方药：《症因脉治》导赤各半汤(生地、木通、甘草、黄连黄芩、山栀、犀角)、四物汤等方加减。

△筋痿(肝痿)—成因：思虑太过，劳累过度。
症状：爪枯，口苦，筋急而挛。
治法：清热，补血，养肝。
方药：《症因脉治》家秘肝肾丸(天冬、生地、当归、白芍药、黄柏、知母)，《杏苑生春》补血荣筋丸(肉苁蓉、牛膝、天麻、木瓜、鹿茸、熟地黄、菟丝子、五味子)等加减。

△肉痿(脾痿)—成因：居处多湿，肌肉濡渍。
症状：口渴，肌肉不仁。
治法：清热利湿，健脾和胃。
方药：《活幼心法》栀连二陈汤(黄连、栀子、白茯苓、制半夏、陈皮、炙甘草)加减。

△骨痿(肾痿)—成因：热舍于肾，骨枯髓减。
症状：足不任身，腰脊不能伸举。
治法：清热滋阴，补肾益精
方药：《丹溪心法》虎潜丸(黄柏、龟板、知母、生地、陈皮、白芍、锁阳、干姜、牛膝等)、《全国中药成药处方集》金刚丸(川萆薢、杜仲、肉苁蓉、菟丝子、巴戟天)、《医宗必读》牛膝丸(牛膝、川萆薢、杜仲、白蒺藜、防风、菟丝子、肉苁蓉、官桂)等方加减。

▲痿与痹的鉴别

病　名	痿	痹
病　因	五脏大热→外合(皮肉筋脉骨)	风寒湿外合→(皮肉筋脉骨)→五脏
症　状	软弱无力，手不能动，足不能行，不痛	游走作痛，或痛有定处，或重着少力

第二节

【原文】

帝曰：何以得之？岐伯曰：肺者，脏之长也[①]，为心之盖也，有所失亡[②]，所求不得，则发肺鸣，鸣则肺热叶焦。故曰：五脏因肺热叶焦，发为痿躄，此之谓也。悲哀太甚，则胞络绝[3]，胞络绝，则阳气内动，发则心下崩[4]，数[5]溲血也。故本病[6]曰：大经空虚，发为肌痹，传为脉痿。思想无穷，所愿不得，意淫于外，入房太甚，宗筋[7]弛纵，发为筋痿，及为白淫[8]。故下经曰：筋痿者，生于肝，使内也。有渐于湿[9]，以水为事，若有所留，居处伤[10]湿，肌肉濡渍[11]，痹而不仁，发为肉痿。故下经曰：肉痿者，得之湿地也。有所远行劳倦，逢大热而渴，渴则阳气内伐，内伐则热舍于肾，肾者水脏也，今水不胜火，则骨枯而髓虚。故足不任身，发为骨痿。故下经曰：骨痿者，生于大热也。

帝曰：何以别之？岐伯曰：肺热者，色白而毛败；心热者，色赤而络脉溢[12]；肝热者，色苍而爪枯；脾热者，色黄而肉蠕动；肾热者，色黑而齿槁。

【注释】

① 肺者，脏之长也：指肺居于人体五脏上部，主气，朝百脉而言。张志聪："脏真高于肺，朝百脉而行气于脏腑，故为脏之长。"

② 失亡：指不如意的事情而言。

③ 胞络绝：绝谓阻绝不通，胞络即心包之络脉。胞，当作包。张志聪："阳气，心气也。悲哀太甚，则神志俱悲，而上下之气不交矣，是以胞络绝而阳气内动，心气动则心下崩而数溲血也。"

④ 心下崩：即心气上下不通，心阳妄动，迫血下行而尿血。

⑤ 数：读如朔，屡次的意思。

⑥ 本病：古代医书名。

⑦ 宗筋：许多筋的集合处称宗筋。《素问·厥论》篇："前阴者，宗筋之所聚。"

⑧ 白淫：马元台："在男子为滑精，在女子为白带。"

⑨ 渐于湿：即逐渐感受湿邪的意思。

⑩ 伤：原本读作"相"，今依《针灸甲乙经》改之。

⑪ 濡渍：浸润的意思。

⑫ 络脉溢：指孙络充满血液于皮肤。丹波元简："此以外候言，乃孙络浮见也。"

【提要】从脏腑方面来叙述各种痿证的病理。

肺朝百脉，位居最高，故为五脏之长。一方面部位高，正常与否易于影响四脏；另一方面肺主气，正常与否也易影响四脏。肺居于心之上，故谓心之盖。所以脏之长是肺的性质问题。如果遇到不满意之事，则易产生肺气郁滞，郁而化火，肺热则肺气不利，肺得不到气之濡养而鸣(肺气不清，呼吸不利)。呼吸道为何会鸣？是肺失去了清肃的缘故，故咳嗽喘息有声。若经久不已，肺热炽盛，阴液渐耗，则肺热叶焦，从而产生种种不同的痿证，这是肺的部位和肺所具有的性质而决定的。

脉痿即心痿。悲哀则心的神志受伤，胞络为心之外围，随之阻而不通（胞络有二种解释：一为女子胞的络脉阻塞不通；一为心包络）。而心主血脉，今阻塞火热内动，迫热妄行，火热随络脉下行而为尿血。出血造成大经空虚（大经即包之大络），以致肌腠的经脉血液减少，肌肤失去营养，所以传为肌痹，脉内之血少，则为脉痿。故而大经空虚，在脉外则为肌痹，进一步在脉内则成为脉痿。

思想无穷，所谓思虑过度，不能如遂心愿，情志郁结于内，日久则伤肝气，再加上志淫于外，房事过度，则阴气受伤，故宗筋弛纵，生殖机能衰退而发为筋痿。宗筋聚于前阴，阴伤于内，气陷于下，而男子为滑精，女子为白带，即指出“及为白淫”。所以《下经》（上古之经名）指出：筋痿是生于肝病（足厥阴之脉，循阴股入毛中，过阴器……之故），由于入房过度，内伤精气所致。

下面谈到由于湿邪引起的痿证。原因有二：一是以水为事，经常与水打交道，使水湿致成痿证的因素，水湿停留体内，“留”指水湿邪气。第二是居处湿重或经常到水中浸渍，外内皆湿，以致肌肉麻木不仁，发为肉痿。

水湿侵犯而为肉痿，以致不能正常运动，这种痿证与“肺热叶焦”基本相反。肺热叶焦是肺热津伤而致；此为水湿多所致。有两种病变的可能性：水湿偏盛，阳气偏衰，阳衰不能主持关节运动，故痿；二是水湿多，经脉阻滞，营卫气血都受阻，不能正常濡养肌肉而致痿证，说明两种不同因子造成。肌肉为脾所主，属土，水湿邪气侵入为肉痿，要用甘温法，以温养营卫，淡渗燥脾药治之。

由于远行劳倦（劳损、劳伤证），形体过于劳伤，内热口渴（劳则生热，热气内动），热盛伤阴，五脏之气内动伤津。邪热伤津而渴，阳气内伤（伐：克伐）。所谓阳气内伐指热气内陷，阴气（指正气，因肾为水脏）不能胜热，热气深入到肾脏，则阴气日渐耗损，而热气留于肾脏，造成骨枯髓虚的局面。因此也不能养骨，足不任身（即两足不能支持身体），发为骨痿（甘温除大热就是指此证。大热是内伤之热，性质严重，一般这种病热为低热，也称为“大热”）。故《下经》曰：“骨痿者，生于大热也。”大是从热的性质讲的，要用从治法。

“帝曰：五脏痿如何鉴别？肺合皮毛，肺有热则面色白，毛发焦干脱落……”段，要找五脏之所合，在体表的反映，五痿属哪一脏，就要找哪一脏的特点。但不是肺的特点定是色白毛败，因肺另有许多特点，不要把此段看的太呆板，可根据五脏的特征来领会。但此条叙述了五脏痿各自所属的面色，将爪甲、毛发、肌肉、牙齿的变化加以论述，对痿证的辨治也有帮助。

总的体会到痿证的病机不是“伤气”就是“伤精”。

▲痿证之望诊

五痿：
- 肺热—痿躄（肺痿）—色白而毛败
- 心热—脉痿（心痿）—色赤而络脉溢
- 肝热—筋痿（肝痿）—色苍而爪枯
- 脾热—肉痿（脾痿）—色黄而肉蠕动
- 肾热—骨痿（肾痿）—色黑而齿槁

▲湿热致痿机理

湿热（不攘）：
- 大筋软短—湿热伤及气血，不能养筋—拘
- 小筋弛长—湿热伤及筋脉，不能束骨—痿

（拘、痿）→肢体运动障碍

第三节

【原文】

帝曰：如夫子言可矣。论①言治痿者，独取阳明，何也？岐伯曰：阳明者，五脏六府之海，主闰②宗筋，宗筋主束骨而利机关③也。冲脉者，经脉之海也，主渗灌溪谷，与阳明合于宗筋，阴阳揔宗筋之会④，会于气街⑤，而阳明为之长，皆属于带脉，而络于督脉。故阳明虚，则宗筋纵，带脉不引，故足痿不用也。

帝曰：治之奈何？岐伯曰：各补其荥而通其俞⑥，调其虚实，和其逆顺，筋脉骨肉，各以其时受月⑦，则病已矣。帝曰：善。

【注释】

① 论：《灵枢·根结》篇有“痿疾者取之阳明”的论述，注家据此认为“论”是指《根结篇》而言。

② 闰：《甲乙》“闰”作“润”，即濡养之意。

③ 机关：指关节而言。《素问·骨空论》谓：“侠髋为机”，“腘上为关。”

④ 阴阳揔宗筋之会：揔同“总”。张景岳：“宗筋聚于前阴，前阴者，足三阴、阳明、少阳及冲、任、督、跷九脉所合也。九者之中，则阳明为五脏六腑之海，冲为经脉之海，此一阴一阳总乎其间，故曰阴阳总宗筋之会也。”

⑤ 气街：穴名，又名气冲，属足阳明经，在横骨两端鼠蹊上一寸。

⑥ 各补其荥而通其俞：即针刺荥穴以补其气，刺俞穴以通其气。张景岳曰：“上文云独取阳明，此复云各补其荥而通其俞。盖治痿者，当取阳明，又必察其所受之经，而兼治之也。如筋痿者，取阳明厥阴之荥俞，脉痿者，取阳明少阴之荥俞，肉痿、骨痿，其治皆然。”

⑦ 各以其时受月：即古代依据脏腑所主季节和五体受病情况所判定的一种针刺方法。高士宗曰：“肝主之筋，心主之脉，肾主之骨，脾主之肉，各以其四时受气之月而施治之，则病已矣。受气者，筋受气于春，脉受气于夏，骨受气于冬，肉受气于长夏也。”

【提要】提出治痿的原则。

治痿为什么要独取阳明？阳明指胃，阳明是多气多血之经，因胃的主要功能是受纳水谷，变化气血，充养全身，故为五脏六腑之海。脏腑靠水谷的充养，水谷精气以润养人体的诸经（宗经：众经）。宗筋在人体肌表所在为前阴，前阴所在之处，即宗筋所在之处（宗筋是大小关节所分布的分部）。宗筋的作用是联系全身的大小关节筋膜，以构成形体的支架（束：连接。机关：活动的枢纽）。说明痿证主要是机关不利，筋膜得不到阳明水谷精微的濡养而致机关活动不利。《医宗金鉴》亦说："五痿皆因肺热生，阳明无病不能成。"所以治疗痿病，必须独取阳明，就是这个道理。

再从营血角度看，"冲脉"是十二经之血贮藏的地方，为经脉之海，营血对关节的濡养极为重要，它渗灌大小不同的关节（溪谷：大小不同的关节）。冲脉和阳明产生的营血都会聚于宗筋，阴经阳经都在宗经会合，再会合于气街。

气街：一是阳气的通道。《灵枢·卫气》篇提及气街的问题。头气有街，胸气有街，腹气有街，凡阳气通过的地方都称为街。二是指经俞而言，《骨空论》认为是气冲穴。冲脉发源于气街，足三阴经与阳明、少阳经，除足太阳外，其余的经都会于宗筋，宗筋之上为气街。阴经阳经，特别是阳明经是占第一位，是水谷来源，多气多血之故，所以放在第一位。三阴三阳经会于宗筋，由带脉约束（连属），而联络于督脉（督脉起于会阴，沿脊柱向上行。督、任、冲三脉同起而异行，故连属带脉，联络督脉）。

由此说明全身关节靠宗筋，而阳明为之长。如宗筋之气少，阳明经脉气血衰少，则宗筋便会弛纵，带脉不能约束（收引），则会引起两足痿软无力，不能正常活动和运用。

上面强调为什么要治阳明，提出阳明对痿证的主要意义。如何治疗？针刺治疗，即针刺荥穴（经气所流之脏腑）以补之（气），针刺俞穴以通之（气）。如以阳明经为主，即补阳明经之荥，以通其俞。如肉痿，是针刺阳明太阴的问题，即补阳明太阴之荥，通阳明太阴之俞等。总的是调整虚实，和解逆顺。同时要注意到时间关系（如筋痿是肝的问题，要注意季节与本病是相生、相克，还是得本气。看病在哪一经，还要看与季节的关系。如筋痿者在春，叫病在本气；病在秋，则为克胜之气；病在冬，则为相生之气等）。如肺热叶焦有燥热情况要用甘寒之润药，如三才汤；有的用黄芪建中汤等治阳明胃气虚（甘温）；肾精虚而燥之骨痿用虎潜丸之血肉之品。肺、胃、肾之痿的用法，痿证虚证多（燥热伤津），但也有湿热者，如朱丹溪的二妙丸等。

时下对痿证一般分为"肺热熏灼""肝肾亏虚""湿热浸淫"等3个主要类型。在病机上又均与脾胃津液枯槁有关，故痿证大多属热属虚。

治疗原则以清热滋阴为主,亦即“治痿独取阳明”之意。至于湿热成痿,如属虚中有实,又当以清热化湿为主。

肺热熏灼:高源化绝,水亏火旺,筋脉失润,导致手足痿弱不用。可治以清燥救肺汤。

肝肾亏虚:肝主血,肾主精,精虚不溉,血虚不营,复因阴虚内热,筋骨失养。可治以虎潜丸。

湿热浸淫:湿热郁而生热,浸淫筋脉,以致筋脉弛缓不用,成为痿证。可治以加味二妙丸。

此外,妇人产后气血大亏而致痿者,宜大补气血,可选用归脾汤之类。

现代医学中多发性神经炎、急性脊髓炎、进行性肌萎缩、重症肌无力、周期性麻痹、肌营养不良、癔病性瘫痪和表现为软瘫的中枢神经系统感染后遗症等,可参考痿证进行辨证施治。

▲治痿与阳明的关系

阳明(胃)
- 正常—润养宗筋→能束骨而利关节→筋骨劲强
- 病变—宗筋失养→不能束骨利关节→发为足痿

本篇要点

△痿证一般都由于五脏的偏热,影响到所合的筋骨、肌肉、皮毛、血脉而成;但亦有内伤情志及房事太过而成的;又有外感水湿,远行劳倦所致的。

△治痿大法,应以独取阳明为主,因阳明为五脏六腑之海,主润宗筋。其次可以根据各经的荥穴、俞穴调其虚实,和其逆顺,并结合于时令旺月,作全面性的治疗。

复习思考题

1. 试述五痿的成因和症状。
2. 痿和痹如何鉴别?

《调经论篇第六十二》

本篇说明人身十二经脉,是气血运行的道路,内通五脏六腑,外络三百六十五节(皮表三百六十五节,与脏腑相互联系,气血能互相联系,都由于有经脉的表里通络的作用)。因此,外邪侵袭人体,由外入内,由经络传入脏腑,引起气血阴阳的失调,产生虚实病变。所以经脉有交通表里的作用,如五脏六腑有病变,可通过经脉反映于外在的肌表。在治疗时，根据不同病变，调治其经络，使病邪不致深入，以达到正常的生理为目的。由于经脉的重要性，以及针刺对调理经脉气血的重要意义，所以要调整经脉，以维持人体正常的生理功能活动，故而篇名叫《调经论》，这是研究病机和针刺的一篇重要文献。

根据本篇内容可分为七大节。

第一节

【原文】

黄帝问曰：余闻刺法[①]言，有余写之，不足补之。何谓有余？何谓不足？岐伯对曰：有余有五，不足亦有五。帝欲何问？帝曰：愿尽闻之。岐伯曰：神，有余有不足；气，有余有不足；血，有余有不足；形，有余有不足；志，有余有不足。凡此十者，其气不等[②]也。

【注释】

① 刺法：古代有关针刺方法的文献。

② 其气不等：张景岳："神属心，气属肺，血属肝，形属脾，志属肾，各有虚实，故其气不等。"指五脏的虚实不同。

【原文】

帝曰：人有精、气、津液、四支、九窍、五脏、十六部[①]、三百六十五节[②]，乃生百病。百病之生，皆有虚实。今夫子乃言有余有五，不足亦有五，何以生之乎？岐伯曰：皆生于五脏也。夫心藏神，肺藏气，肝藏血，脾藏肉，肾藏志，而此成形[③]。志意通[④]，内连骨髓，而成身形五脏[⑤]。五脏之道，皆出于经隧[⑥]，以行血气，血气不和，百病乃变化而生。是故守经隧焉。

【注释】

① 十六部：张志聪："十六部者，十六部之经脉也，手足经脉十二，跻脉二，督脉一，任脉一，共十六部。"

② 节：王冰："神气出入之处。"指穴位。

③ 而此成形：丹波元简：无此句，疑是衍文，按与下文"而成身形五脏"句相比，则此句若改为"而成此形"于义亦通。吴崑本"此"作"各"。

④ 志意通：《针灸甲乙经》"通"下有"达"字。吴崑补"调"字。

⑤ 成身形五脏：《针灸甲乙经》无"身"字及"五脏"二字。

⑥ 五脏之道，皆出于经隧：道，路也。隧，田间之水道也。谓之经隧者，经脉流行之道也。

【提要】提出神、气、血、形、志，都由经脉为其通道，并以五脏为中心，说明要认识病变，首先要认识经脉，因为诊断和治疗均以经脉为依据。

听《刺法》上说：有余泻之，不足补之，究竟什么叫有余？什么叫不足？回答的是有余不足各有五个方面，指出神、气、血、形、志都有有余有不足。这十个方面中气的虚实又与神、血的虚实又各不一致，即五脏的虚实盛衰是各不相同的。

人体有精、气、津液，四肢、九窍、五脏、十六部（十二经、跻二、督一、任一）、三百六十五个穴位（神气出入之处）。由于机体复杂，发生的病也很复杂，复杂之病都有虚实，但如何把它概括起来？指出人体虽然是很复杂，但核心的问题是五脏，五脏是可以概括以上的各个方面的，即皆生于五脏也。

心藏神，肺藏气，脾藏肉，肝藏血，肾藏志，而成此形，即五脏各有不同的功能，五脏各有所藏，从而组成形体。所以不仅要掌握五脏所藏，还必须掌握人的志意通调（五脏的功能问题）与内部的骨髓相联系，与外部的皮肉相联属，而使人身形体及五脏成为一个整体，五脏是这个整体的中心。五脏的生理病理、功能活动是有规律的，五脏各自有经脉的渠道以运行气血。如气血不和则经脉不和，种种病变由此而产生，所以首先要认识经脉，掌握其分布。要认识人体，首先要认识五脏，要认识五脏，首先要认识经脉，即必须掌握经脉的变化。总的是说明人体组织与经络的密切关系，以及志意通畅与人体健康的关系，提出诊断与治疗均以经脉为依据。

第二节

【原文】

帝曰：神有余不足何如？岐伯曰：神有余，则笑不休；神不足，则悲。血气未并①，五脏安定，邪客于形，洒淅起于毫毛，未入于经络也。故命曰神之微②。帝曰：补写奈何？岐伯曰：神有余，则写其小络之血出血，勿之深斥③，无中其大经，神气乃平；神不足者，视其虚络，按而致之④，刺而利之⑤，无出其血，无泄其气，以通其经，神气乃平。帝曰：刺微奈何？岐伯曰：按摩勿释，著针勿斥⑥，移气于不足，神气乃得复。帝曰：善。

【注释】

① 血气未并：并，偏盛偏衰的意思。气血任何一方偏盛都会导致另一方不足，因此气血未并，指气血还没有出现偏盛或偏衰的现象。

② 神之微：张景岳："洒淅起于毫毛，未及经络，以此浮浅微邪在脉之表，神之微病也，故命曰神之微。"指轻浅之意。

③ 勿之深斥：王冰："勿深推针。"

④ 按而致之：吴鹤皋："以按摩，致气于其虚络。"

⑤ 刺而利之：《针灸甲乙经》"利"作"和"。

⑥ 按摩勿释，著针勿斥：马莳："按摩其病处，勿释其手；着针其病处，勿推其针。"

【提要】神的虚实病证和病变的治法。

心藏神，心主脉，脉舍神。心气虚则悲，实则笑不休。所以有余与不足，即指病的虚实而言。神有余，即指阳热亢盛，心属火，为阳中之太阳。阳亢则心藏之神表现为喜笑不休（心在志为喜）；神不足为阳衰，神志的表现为悲（阳衰神志不得舒张）。这是外感邪气对少阴心脉的危害在临床上的表现。血气未并（其血未并于气，气未并于血），表邪客于形之皮，恶寒毫毛竖起，而邪未入大经络，所以虽有外邪使少阴心有所感受，但疾病很轻，没有影响经脉的气血和脏器的病变，所以血气未并，五脏安定，叫做轻病。说明不管何经产生病变，都是由轻至重，由表入里逐渐发展的。这是一般规律，这里也是指神的病变，轻重的比较而已。

这种病在治疗上如何处理？补泻的方法怎样运用？神有余，邪气有余则泻其小络，故浅刺小络出血，使邪有出路，切不要深刺，不要刺大经（大经深在），这样就可以达到泻邪气之有余，神气就可以恢复协调为正常状态，即神气平治（乃平）。

神不足的心气虚，则用补法。要选择虚络的部位，找到了虚络的所在，首先要反复按摩（使气行而至）少阴经气，使经气得气（给少阴经增加热）。经脉显著，才能用针。但这里要注意到不能出血，以免泄气。这样使经脉恢复正常，经气疏通，神气亦就平调了。

最后提到针刺轻微之邪的治疗，即要持久的按摩，使少阴经本身之气振奋，针刺不能开拓（深刺），外感所伤是由于某一个部位经气不通而致，所以要按摩经脉以振奋经气而散轻微的邪气，此为扶正祛邪之法，这样少阴经气就逐渐恢复。以上是对神的虚实病变的治法。

神（心）
- 有余（实）
  - 病证—喜笑不休
  - 治法—泻其小络之血出血，勿之深斥，无中其大经
- 不足（虚）
  - 病证—悲
  - 治法—视其虚络，按而致之，刺而利之，无出其血，无泄其气，以通其经

【原文】

（气）有余不足奈何？岐伯曰：气有余，则喘咳上气；不足，则息利少气①。血气未并，五脏安定，皮肤微病，命曰白气微泄②。帝曰：补写奈何？岐伯曰：气有余，则写其经隧，无伤其经，无出其血，无泄其气；不足，则补其经隧，无出其气。帝曰：刺微奈何？岐伯曰：按摩勿释，出针视之，曰我将深之。适人必革③，精气自伏，邪气散乱，无所休息，气泄腠理，真气乃相得。帝曰：善。

【注释】

① 息利少气：呼吸虽通畅而无力，是肺气虚的表现。

② 白气微泄：肺主气，其色白，外合皮毛，故“白气微泄”有肺气微虚的意思。

③ 适人必革：张景岳：“适，至也。革，变也……适人必革者，谓针之至人，必变革前说而刺乃浅也。如是则精气即伏于内，邪气散乱无所止息，而泄于外，故真气得其所矣。”

【提要】分析气的虚实及其治法。

气有余的表现是喘咳上气，但并不是单是气有余会出现此症，气虚也可出现。有余为实（热），咳是肺气上逆而致。肺虚气不足，肺肾不足的喘比实证严重。气虚则呼吸短促讲话不能连续。肾亏时也见息利少气现象。“气病”当气血还未到偏盛偏衰，五脏安定的情况下，只有卫气稍有不和的现象，如轻度感冒，肺所主的卫气稍受了轻浅的损害，称作肺气微虚。

肺病如何治疗？气有余即要泻其经隧。宗气是人身的动力，卫气也由宗气推动，因此肺气要很好的保护。肺系的宗气是很宝贵的，没有多余的时候，所以只有泻经气之邪，不能伤其经脉，不能伤其血，不能伤其气。由于肺的性质，所以尽管气有余，也不能伤肺气。肺气不足，补其经脉，但不要影响其气外泄。

怎样针刺调理肺经？即在进针以前要反复按摩手太阴肺经而不放松，以温养肺气，振奋经气（勿释—较长时的按摩）。然后手持着针，告诉病家，要准备深刺，使病家精神上有所准备。到进针时候，就要改变为浅刺，口头上说深刺，实际上用浅刺，中病即止。这样人的正气（肺经气）才能振奋，邪气就被正气所排泄，邪气得不到久留，其气才能恢复。

气有余指肺经而言。肺主一身之气，特别是宗气，所以治疗上要保护肺气，不可随便损伤其气。

气（肺）
- 有余（实）
  - 病证—喘咳上气
  - 治法—泻其经隧，无伤其经，无出其血，无泄其气
- 不足（虚）
  - 病证—息利少气
  - 治法—补其经隧，无出其气

【原文】

血有余不足奈何？岐伯曰：血有余则怒；不足则恐。血气未并，五脏安定，孙络外溢[1]，则经有留血[2]。

帝曰：补泻奈何？岐伯曰：血有余，则泻其盛经[3]出其血；不足，则视其虚经[4]，内针其脉中，久留而视，脉大[5]，疾出其针，无令血泄。

帝曰：刺留血奈何？岐伯曰：视其血络，刺出其血，无令恶血得入于经，以成其疾。帝曰：善。

【注释】

① 孙络外溢："外"原本作"水"，今从《针灸甲乙经》《太素》改。

② 经有留血：观下文"无令恶血得入于经"，可见此"经有留血"乃指"络有留血"而言。一说血行不通畅，而有留滞现象。

③ 盛经：指肝经之盛。

④ 虚经：指肝经之虚。

⑤ 脉大：针刺之处经脉胀大。

【提要】指出血的虚实和治法（实际为肝脏的虚实）。

血者，肝所藏，所以这里是指肝藏的血。肝气有余（太过）则怒，不足是恐。肝在志为怒，肾在志为恐，不足是母气虚而为恐也。故血有余则肝盛而主怒，不足则母气衰而为恐也。若升发之气不够，可用桂枝汤温肝阳。如血没有偏盛偏衰，五脏安定，即肝本身没有大的病变，而只是厥阴络脉有充血的现象（外溢—微细血管充血）。深在的经脉由于孙络的不通畅，可能有瘀血留滞的现象。

如何采用补泻的方法？如果血有余（肝之气有余），则泻其盛在肝经的邪气，出其血（血不出，邪不散）；如果是正虚不足，就要仔细观察经脉所虚程度的轻重，才能进针。留针时要直到针下有得气的感觉，迅速出针，但是不能让其出血，以免损伤经气。

针治络脉瘀血（留血）又怎样呢？要掌握深浅程度，观察孙络之血充盛的程度，促使孙络之血出，但不要造成已经留在孙络的瘀血流入经脉之中，而产生变证。即防止引邪深入，必需引邪浅出为宜，这是对肝经刺法的注意点。

血（肝）
- 有余（实）
  - 病证—怒
  - 治法—泻其盛经出其血
- 不足（虚）
  - 病证—恐
  - 治法—视其虚经，内针其脉中，久留而视，脉大，疾出其针，无令血泄

【原文】

形有余不足奈何？岐伯曰：形有余，则腹胀，泾溲不利；不足，则四肢不用。血气未并，五脏安定，肌肉蠕动，命曰微风[①]。

帝曰：补泻奈何？岐伯曰：形有余，则泻其阳经[②]；不足，则补其阳络[②]。

帝曰：刺微奈何？岐伯曰：取分肉间，无中其经，无伤其络，卫气得复，邪气乃索[③]。帝曰：善。

【注释】

① 微风：马元台："风或客之肌肉，如蠕虫之动，然而风气尚微，命曰微风。"

② 泻其阳经……补其阳络：阳经、阳络盖指是阳明胃经及其络脉。泻刺其经，从内而出于外也。补刺其络，从外而入于内也。

③ 索：杨上善："索，散也。"

【提要】形之虚实及治法（实则指脾脏的虚实）。

形：指肌肉与脾之合。脾胃有余，表现为腹胀，泾溲不利（泾：大便；溲：小便），即指大小便不利。湿热邪气多，脾阳不通，脾气不运，故四肢不用，手足无力（脾虚阳气不能运于四肢，四肢为阳之本）。血气未并（未出现偏盛偏衰之象），肌肉蠕动，是轻微的风木之气克制脾土（蠕动是脾气不足的虚象，如蠕虫之动）。由于风气当微，命曰"微风"。

如何补泻？阳经——胃经，形有余泻足阳明胃经之邪气（胃为脾之表）；阳络——孙络，在外之络。不足要补其气，阳络在外，要浅刺。泻——刺其经，从内而出于外；补——刺其络，从外而入于内也。

肌肉蠕动的微风又是怎样治疗的？要针刺肌肉中（浅刺），不要伤其经，也不要伤其络，所谓病在肌肉，即要调治在肌肉，只要卫气能够恢复，邪气也即消散。故而卫阳之气一复，邪气也就消散退尽了。

- 形（脾）
  - 有余（实）
    - 病证—腹胀，泾溲不利
    - 治法—泻其阳经
  - 不足（虚）
    - 病证—四肢不用，手足无力
    - 治法—补其阳络

【原文】

志有余不足奈何？岐伯曰：志有余则腹胀飧泄；不足则厥。血气未并，五脏安定，骨节有动①。

帝曰：补泻奈何？岐伯曰：志有余则泻然筋②血者，不足则补其复溜②。

帝曰：刺未并奈何？岐伯曰：即取之，无中其经，邪所乃能立虚③。帝曰：善。

【注释】

① 骨节有动：《针灸甲乙经》"动"作"伤"。吴鹤皋：以下补"则骨节有微风"六字附以参考。骨节间有震动不舒服的感觉。

② 泻然筋……补其复溜句：然筋即为然谷，与复溜均为穴名，属足少阴肾经。因肾主志，所以"志有余"、"志不足"当分别泻然筋，补复溜。

③ 邪所乃能立虚：高士宗："血气未并，骨节有动之时，当即取之，病无中其经，庶受邪之所，乃能立虚。立虚者，使邪即去，毋容缓也。微泻兼补之法也。"

【提要】志的虚实和治法（肾藏志，实为肾脏的虚实）。

《灵枢·本神》篇:“肾藏精,精藏志。”“肾气虚则厥,实则胀。”这里提出肾藏志(狭义的志,是肾有余不足),志有余,则阴寒之气盛,则阳不能制水(火不能生土),故腹中胀满,大便溏泄;不足,则四肢厥冷(肾阳之气不达之故)。由于五脏还未产生偏盛偏衰,在其安定的时候,故而仅仅出现关节有伤之病(或作骨节有动,亦为微风所伤,故下文曰邪所乃能立虚)。

提出补泻的方法怎样?如果肾志有余可泻然谷穴(少阴肾经俞穴)出血;肾气不足的则要补刺少阴经复溜穴(然谷,足少阴之荥穴,故有余当泻其坎中之满;复溜是足少阴之经穴,经属金,虚即补其满之意也)。

治骨节有动如何调理?(不属有余不足之病)取肾经(少阴经)本身(肾主骨),不要伤其经脉,在邪气所在之地,给以针刺,邪自然而去。

- 志(肾)
  - 有余(实)
    - 病证—腹胀飧泄
    - 治法—泻然谷血者
  - 不足(虚)
    - 病证—厥(骨节有动)
    - 治法—补其复溜

上面五段,提示五脏虚和实的特点及刺法,其中主要的意义即指出针治疾病要早期诊断治疗,不致病邪入里,在气血未并,五脏安定之时,疾病能马上消退,使身体恢复正常。虚实补泻的方法:泻则由里达外——刺经出血;补则由外入里——刺络。

第三节

【原文】

余已闻虚实之形,不知其何以生?岐伯曰:气血以并,阴阳相倾[1],气乱于卫,血逆于经,血气离居,一实一虚[2]。血并于阴,气并于阳,故为惊狂[3];血并于阳,气并于阴,乃为炅中[4];血并于上,气并于下,心烦惋善怒[5];血并于下,气并于上,乱而喜忘[6]。

【注释】

① 相倾:倾,倾陷、偏斜。此处指失调的意思。

② 一实一虚:张志聪:“血离其居,则血虚而气实;气离其居,则气虚而血实。故曰一实一虚。”

③ 血并于阴,气并于阳,故为惊狂:张景岳:“血并于阴,是重阴也;气并于阳,是重阳也。重阴者癫,重阳者狂,故曰惊狂。”

④ 血并于阳,气并于阴,乃为炅中:张志聪:“血并于阳,则阴虚生内热矣;气并于阴,则阳气内盛而为热中矣。故阴阳外内相并,而总属炅中。”

⑤ 血并于上，气并于下，心烦惋善怒：惋，《针灸甲乙经》作“闷”，《太素》作“悗”。杨上善：“血盛上冲心，故心烦闷而喜怒。”“惋、悗、闷”三字通。张志聪：“血并于上，则脉气实而心烦冤；气并于下，则气不舒而多怒也。”

⑥ 血并于下，气并于上，乱而喜忘：张景岳：“血并于下则阴气不升，气并于上则阳气不降，阴阳离散，故神乱而喜忘。”

【原文】

帝曰：血并于阴，气并于阳，如是血气离居，何者为实，何者为虚？岐伯曰：血气者，喜温而恶寒，寒则泣不能流，温则消而去之①，是故气之所并为血虚，血之所并为气虚。

帝曰：人之所有者，血与气耳。今夫子乃言血并为虚，气并为虚，是无实乎？岐伯曰：有者为实，无者为虚。故气并则无血②，血并则无气②。今血与气相失，故为虚焉。络之与孙脉，俱输于经，血与气并，则为实焉。血之与气，并走于上，则为大厥，厥则暴死③，气复反则生，不反则死。

【注释】

① 消而去之：黄元御《素问悬解》：“温则消而去之，血气涣散，因而成虚。”

② 无血……无气：指血虚、气虚。

③ 暴死：突然死亡，此处可理解为假死状态。

【原文】

帝曰：实者何道从来？虚者何道从去？虚实之要，愿闻其故。岐伯曰：夫阴与阳①，皆有俞会②。阳注于阴，阴满之外③，阴阳匀平，以充其形，九候若一④，命曰平人。

【注释】

① 阴与阳：马元台：“阴阳者，阴经阳经也。”

② 俞会：经气输注会合之处。

③ 阴满之外：阴经气血充满，输注于阳经。

④ 九候若一：张志聪：“则三部九侯之脉，上下若一，是为平人矣。”

【提要】说明虚实的病理关键在于气血的偏盛偏衰。

“余已闻虚实之形……乱而喜忘。”本段主要阐明人体的阴阳气血失去平衡，从而引起上下内外不同的病变和证候。人身的气血，循行于体内，是相互依存，相互制约的，如果气血偏聚于一处，便形成上下内外的不平衡。

所以提出虚实的病理机制是怎样产生的：或气偏盛或血偏盛，气血的某一方偏盛，另一方就倾陷（失调、偏衰）。一旦发生偏盛偏衰，行于卫分的气发生混乱，行于经脉中的血发生阻逆。气血逆乱，一虚一实，即不能循着正常的规律运行，就造成偏虚偏实的病证(离居：平衡失调。血离其居，则血虚而气实；气离其居，则气虚而血实。即血气各离其所，就形成一虚一实的现象)。

血偏盛于阴经，气偏盛于阳分(阴阳包括内外表里)，血并于阴为重阴(血也为阴，阴即为阴)，气并于阳为重阳(气为阳，阳即阳)。阴经偏盛影响肝而为惊(血属阴，肝藏血，血并于阴，是血阻逆于肝经，肝病则惊)，阳分偏盛影响心则发为狂(心神失常，心藏神，重阴为癫，重阳为狂)。

血偏盛于阳，则阴邪盛于阳分，则阴虚生内热，阴入阳；阳邪盛于阴分，则阳气内盛，所以也造成内热(从热与不热来讲，阴并于阳，为阳分之热；阳并于阴，则为阴分之热)。这里所说的是“炅中”，就是“热中”、内热的意思(内为阴，外为阳。阴聚于外，血少于内，阴虚内热；阳盛于内，也为内热)。

心肺位于膈上，肝肾位于膈下，血偏聚于膈上，脉气壅逆化热，所以发生心烦；气偏聚于膈下，肝气抑郁，所以易于动怒。

血偏聚于膈下，血蓄下焦，上脉空虚，心失所养，所以发生善忘的症状；气偏聚于膈上，气逆于上焦，所以发生心神闷乱之象。总的是气血失调而产生种种病况。

“血并于阴，气并于阳……不反则死。”这一段继续上面的内容，说明人体气血失去平衡，产生虚实不同的病理。血气偏聚于阴阳，产生血气不平衡的病证，到底哪一方为实？哪一方为虚？

人身的血气，是喜温暖而恶寒冷的。如果遇到寒冷，便会发生凝涩，不易流通，则变为实证；但是过分热了，也要使人体气血耗散，则变为虚证。

所谓“气之所并为血虚，血之所并为气虚”，意思是说，气偏聚于阳分，以致阳气偏盛，阴血虚少；血偏聚于阴分，以致阴血偏盛，阳气虚少。一方偏盛导致另一方偏衰。

现在提到的血偏盛是气虚，气偏盛是血虚，那么没有实证了吗？所谓“有者为实；无者为虚”，也就是说，偏盛的一面为实，虚少的一面为虚。“气并则无血，血并则无气”，气并于阳，气为有，而血为无，乃气实而血虚也。血并于阴，血为有，而气为无，乃血实而气虚也。故曰：“有者为实，无者为虚”。是意味着血虚和气虚，并不是说完全没有气血的存在，所谓“血与气相失故为虚”(所以“有”代表邪气，“无”代表正气。气分邪气偏盛则损害血，血之邪气偏盛则伤气)。

正常的气血都是由孙络、络脉转输于经脉的。如果血与气偏盛，则经脉壅滞，转输不利，所以为实。如果气血并走于上，便形成上实下虚的“大厥”，“大厥”是由于气血上逆，影响“元神之府”，所以猝然昏倒，不省人事，因而称为暴死，此“死”是假死。从下面一句“气复返则生”即可明了。

本证的预后有二种情况：一为良好，一为恶化。主要关键决定于气血运行的自然恢复，所谓“气复返则生”。因为形成此证的病理为气血上逆，若病势尚轻，上逆之气复反下行，血亦随之而下，所以人事逐渐甦醒；另一方面，如果气血逆而不下，则预后不良。

张锡纯：盖血不自升，必随气而上升，上升之极，必至脑中充血。盖气能下行，血亦随之下行，故其人可生；若气上行不反，血必随之充而益充，不至血管破裂不止，犹能望其复苏乎？读此节经文内中风之理明，脑充血之理亦明矣。

“实者何道从来……命曰平人”，那么实邪是怎样来的？虚证又是通过怎样的途径而消失的呢？这是虚与实的要领和关键。指出阴经与阳经都有俞穴交会（经气输注会合之处）。所以阳经的气血，可以转输到阴经，阴经的气血充满，就转输到阳经，这样阴阳得以平衡。故而如外来的邪气可以从阳经入于阴经；入于阴经的病邪又可从阳经而出。所以阴阳经要维持平衡，阴阳和平，形体充实，三部九候之脉，上下一致，这叫正常之人。如果气血相并，则阴阳不能平衡，那么要产生虚证和实证了。

张志聪：“道”谓血气出入的道路，来则为实，去者为虚，有来有往则和平矣。血气相通，阴阳交互而为和平也。

▲阴阳气血之匀平与失调

△阴阳匀平—血气调和—充形—三部九候之脉上下若一

△气血以并，阴阳相倾—气血逆乱
- 血并于阴，气并于阳→惊狂
- 血并于阳，气并于阴→炅中
- 血并于上，气并于下→心烦善怒
- 血并于下，气并于上→乱而喜忘
- 血气并走于上→大厥

△血气离居
- 有者为实—血气俱输于经→相并—实
- 无者为虚
  - 气之所并为血虚—气并则无血
  - 血之所并为气虚—相失—虚

这节原文主要是说明虚实之病机，认为气血失调，失去平衡，可产生偏盛和偏衰的两种情况，盛属实，衰为虚。所谓偏聚，即指气血的壅塞积滞（气滞或血瘀）范畴，供在临床中参考。

第四节

【原文】

夫邪之生也，或生于阴，或生于阳[①]。其生于阳者，得之风雨寒暑；其生于阴者，得之饮食居处，阴阳喜怒[2]。

【注释】

① 或生于阴，或生于阳：此处阴阳指发病部位而言。

② 阴阳喜怒：杨上善："饮食起居，男女喜怒，内邪生于五脏，故曰生于阴也。"此处阴阳指房事。

【原文】

帝曰：风雨之伤人奈何？岐伯曰：风雨之伤人也，先客于皮肤，传入于孙脉，孙脉满则传入于络脉，络脉满则输于大经脉。血气与邪并客于分腠之间，其脉坚大[1]，故曰实。实者外坚充满，不可按之，按之则痛。

帝曰：寒湿之伤人奈何？岐伯曰：寒湿之中人也，皮肤不收[2]，肌肉坚紧，荣血泣，卫气去，故曰虚。虚者，聂辟[3]气不足，按之则气足以温之，故快然而不痛。帝曰：善。

【注释】

① 其脉坚大：指经脉坚硬粗大。

② 皮肤不收：林亿："按全元起云：不收，不仁也。"《针灸甲乙经》及《太素》："皮肤收"无"不"字。

③ 聂辟：王冰："聂为聂皱，辟谓辟叠也。"指皮肤松弛有皱纹。

【原文】

阴之生实奈何？岐伯曰：喜怒不节，则阴气[1]上逆，上逆则下虚，下虚则阳气走之[2]，故曰实矣。帝曰：阴之生虚奈何？岐伯曰：喜则气下[3]，悲则气消，消则脉虚空；因寒饮食，寒气熏满[4]，则血泣气去，故曰虚矣。

【注释】

① 阴气：指肝气。肝经为阴经，故曰阴气。

② 下虚则阳气走之：杨上善："人有喜怒，不能自节，故怒则阴气上，阴气上则上逆，或呕血或不能食。阴气即上则是下虚，下虚则阳气乘之，故名为阴实也。"

③ 喜则气下：过喜所引起的变化，有程度不同，有气缓、气下之别。《淮南子·精神训》："大喜坠阳。"坠：即下陷之意。

④ 熏满：《针灸甲乙经》作"动脏"。可理解为寒邪影响到脏腑。

【提要】说明外感内伤所引起的虚实病变。

"夫邪之生也，或生于阴……故快然而不痛。帝曰：善。"这一段主要说明致病因素不外"外感与内伤"两方面，并着重指明外感病的传变规律和虚实不同的病理。

凡病之伤人，或生于阴分，或生于阳分。生于阳分的，都是由于风雨寒暑之邪而得的；生于阴分的，都是由于饮食起居，房事喜怒失于调节而得的。

但是要了解“邪之所生，或生于阴，或生于阳”的阴阳是代表病位内外而言的。风雨寒暑生于外（由外界而入），是为外感；饮食居处，阴阳喜怒生于内（由内而发），是为内伤。同时还得说明，这里的阴阳并不等于人体的阳虚阳盛，或阴虚阴盛。病生于阴阳，是把“病因”属性分类，与阳虚、阴虚等证候属性分类不同。这是需要弄清楚的。

外来风雨伤人的，其传入规律，大都是由表入里，由皮肤而入孙络、脉络，直至大经脉。血气与邪气相并，留于分腠之间，所以经脉外坚硬粗大，外部充满不可按，如果按之则不可耐压挤，故而按之则痛，这属于实证。

如果外来寒湿之伤人，首先要损伤营卫，卫气伤，不能固护外表，表现为皮肤腠理不能收敛致密（皮肤湿润）。寒邪从皮肤而入，寒主收引，皮肤坚紧，营卫伤，不能濡养肌肉，故而皮肤麻木不仁，肌肉消瘦。卫气消失，故曰虚证（卫气不能到经脉，所以卫气虚）。

寒湿伤表，必有痛证。但卫气虚是主要的，由于卫虚故皮肤呈现松弛而有皱纹。卫气不足，按之能使阳气通畅，使经气足而得到温暖，故而觉得舒服而不痛了，这属于虚证。这里指出虚实之不同表现。

▲风雨之邪
- 病理—邪气由皮肤→孙脉→络脉→大经脉（血气与邪并客于腠之间）—实
- 症状—脉坚大，外坚充满，不可按之，按之则痛

▲风雨之邪
- 病理—皮肤不收，肌肉坚紧，荣血泣，卫气去—虚
- 症状—聶辟气不足，按之则气足以温之，快然而不痛

“阴之生实奈何……故曰虚矣。”这一段要讨论的即内伤病虚实不同的病理。

内为阴，外为阳。身半以下属阴，身半以上属阳。如果喜怒不加节制，而过怒则易伤肝，促使阴气上逆，阴气上逆则下部阴气不足，致使阳气乘虚而袭之，并走于上，这是“实证”（大厥）。

▲喜怒不节
- 病理—阴气上逆，上逆则下虚，下虚则阳气走之（阳随阴并走于上）
- 症状—出现大厥之证（暴死，气复反则生，不反则死）

心藏神，过度的喜能使神散而气下；肺主气，过悲能使肺伤而气消。气为血帅，气消所以形成血脉空虚。如果再加饮食不慎，过食寒冷之物，则寒气影响四脏经脉，势必损伤阳气，阳气不足，气血流通不畅，则供应不足，而形成虚证。

▲恐悲太过
- 病理—喜（恐）则气下，悲则气消，消则脉空虚
- 症状—出现血脉空虚的虚状

▲因寒饮食
- 病理—寒气熏满(脏腑),血泣气去(张景岳:虚中挟实之证)
- 症状—出现虚寒性腹泻

▲病生于阳(外感)
- 风雨之邪
- 寒湿之邪

▲病生于阴(内伤)
- 喜怒不节
- 恐悲太过
- 因寒饮食

这里说明产生虚实证候的原因,外感内伤有别,外感虚实是以阳气多少存亡来决定(张志聪:“阳气实者为实,阳气虚者为虚”);内伤虚实又决定于气血运行的失常与否。如心主血,为神明所在;肺主气,如果扰乱气血运行,使气血上逆心肺,其运行道路闭塞为实证;如气血下消,则心肺脉络空虚,而为虚证。

▲虚实证候的产生
- 六淫外感
  - 阳气实—实证
  - 阳气虚—虚证
- 七情内伤
  - 气血上逆—运行道路闭塞—实证
  - 气血下消—心肺脉络空虚—虚证

按:外感与内伤的病变,都有虚实的不同。实证是以邪实为主要矛盾,虚证是以正虚为主要矛盾。阳经主表,阴经主里,阳经之邪得之外感,阴经之邪得之内伤。在临床辨证上,必须加以区别,不能认为外感都是实证,内伤都是虚证。

第五节

【原文】

帝曰:经言[①]阳虚则外寒,阴虚则内热,阳盛则外热,阴盛则内寒,余已闻之矣,不知其所由然也。岐伯曰:阳受气于上焦,以温皮肤分肉之间,今寒气在外,则上焦不通[②],上焦不通,则寒气独留于外,故寒慄。帝曰:阴虚生内热[③],奈何?岐伯曰:有所劳倦,形气衰少,谷气不盛,上焦不行,下脘不通[④],胃气热[⑤],热气熏胸中,故内热。

帝曰:阳盛生外热奈何?岐伯曰:上焦不通利,则皮肤致密,腠理闭塞,玄府[⑥]不通,卫气不得泄越,故外热。帝曰:阴盛生内寒奈何?岐伯曰:厥气上逆,寒气积于胸中而不泻,不泻则温气[⑦]去,寒独留,则血凝泣,凝则脉不通,其脉盛大以涩[⑧],故中寒。

【注释】

① 经言:指古代医经所论。

② 寒气在外,则上焦不通:张景岳曰:“寒气在外,阻遏阳道,故上焦不通,卫气不温于表,而

寒气独留,乃为寒慄。”上焦不通,指寒邪阻遏卫气。

③ 阴虚生内热:张志聪曰:“此言阴虚生内热者,因中土之受伤也。”

④ 上焦不行,下脘不通:高士宗曰:“上焦不能宣五谷味,故上焦不行;下脘不能化谷之精,故下脘不通。”实指脾气不足,升清降浊机能障碍所致的清气不能上升,浊气不能下降。

⑤ 胃气热:张志聪曰:“胃为阳热之府,气留而不行,则热气熏胸中,为内热也。”(热气熏胸中:《针灸甲乙经》无“热气”二字)

⑥ 玄府:汗孔。

⑦ 温气:指阳气。

⑧ 其脉盛大以涩:即可见到体表经脉怒张,而血行实为涩滞。

【提要】由于阴阳的偏盛偏衰,引起寒热虚实的不同病理。

正常人的生理是阴阳平衡的,阴阳偏盛,便要发生病变。

阴阳是八纲的纲领,以阴阳来分析内外、寒热、虚实(盛)与病变,辨识则更为细致(张景岳说:阳主表,其气热;阴主里,其气寒。所以阳虚则寒,阳盛则热;阴虚则热,阴盛则寒”)。

总纲	病变部位	疾病性质	邪正消长
阴	内	寒	虚
阳	外	热	实

怎样才能正确认识其属性和类型呢?如同一发热,就有虚实内外的不同。必须以阴阳来分析归纳,在辨证上达到条分缕析。

▲阴阳虚盛内外寒热
- 阳
  - 虚—外寒—导致阴盛
  - 盛—外热—导致阴虚
- 阴
  - 虚—内热—导致阳盛
  - 盛—内寒—导致阳虚

阳虚外寒而后导致阴盛内寒:先有自汗恶寒,四肢逆冷,而后有腹胀便溏等症,治以温中固表,可用参附、理中等。

阳盛外热而后导致阴虚内热:如阳明实证在失下的情况,阳热仍在,阴液已伤,可用增液承气之类。

阴盛内寒而后导致阳虚外寒:先有腹胀水肿而后有肢冷形寒兼证,治以破阴回阳为主,可用四逆汤加桂之类。

阴虚内热而后导致阳盛外热:看来似为阳盛,其实是在阴虚的基础上发展而来的,如内热头痛,舌光剥等,壮水之主,以制阳光,阴分充足,虚热不治自解。

人身的阳气(卫气)，是由胃中水谷所产生的，通过脾转输到肺，再从上焦散布于体表，其功用是温养皮肤腠理。现在寒邪在表，则肺所主的卫气不能通达于表(卫气失宣)，那么使寒气独留在肌表，则产生恶寒战栗之症(临床上的外寒证，所以外寒是表有寒气，阳虚为卫气虚)。

▲阳虚生外寒
- 病理—上焦不通，寒气独留于外，故寒慄
- 症状—形寒自汗，面色㿠白，四肢清冷

劳倦损伤，导致阴精之气少。脾胃消化功能减弱，则谷气不充，上焦不能宣五谷味，下脘不能化水谷之精，脾不能升，胃不能降，中焦不运，产生内热，中土虚而胃气热，热气熏于胸中，所以说明阴虚生内热(用补中益气汤升清)。

▲阴虚生内热
- 病理—形气衰少，谷气不减，上焦不行，下脘不通，胃气热，热气熏胸中，故内热
- 症状—午后潮热，两颧红赤，唇红舌光，口干不渴，或头痛、失眠、耳鸣

阳气出于上焦，护卫人体外表，上焦不通，皮肤致密，腠理和汗孔闭塞不通，以致卫气不能发泄外越，所以体表发热，故说："阳盛生外热。"

▲阳盛生外热
- 病理—上焦不通利，则皮肤致密，腠理闭塞，玄府不通，卫气不得泄越，故外热
- 症状—面赤气粗，壮热无汗，烦躁口渴，是临床上的感冒(热型)、温热病初期之类

寒水之气属阴，居人身下焦，由于寒气内盛，使上逆于胸中，则阳气被遏。如果寒气积留胸中不散，就会使阳气消失，血液凝涩，脉络不通，出现脉盛大而中见涩象(阴盛则脉大，血凝泣，故脉涩也)。这是阴寒内盛的病，所以说"阴盛生内寒"(是由阳虚而阴盛所造成的)。

▲阴盛生内寒
- 病理—厥气上逆，寒气积于胸中而不泻，不泻则温气去，寒独留，则血凝泣，凝则脉不通，其脉盛大以涩，故中寒
- 症状—四肢清冷，腹痛喜按，大便溏薄，小便清长，脉象沉迟

以上谈的"阳虚则外寒""阴虚则内热""阳盛则外热""阴盛则内寒"4个方面的病理。但病理与含义却不尽一致。

"阳虚则外寒"：这种"寒"并非虚寒(外感的恶寒)，与阳气不足，体失温煦的畏寒有所不同。

"阴虚生内热"：所指的是脾气虚发热(用升阳益气)，现指肺胃或肝肾之阴不足(滋阴清虚热法)，两者有所差别。

“阳盛生外热”：是外感病的进一步发展，现在所指阳盛则热往往包括里热在内的发热证（治法清热解表，清热为主）。

“阴盛则内寒”：仅限于胸中，时下所指的是泛指一切脏腑之寒证，治以温中散寒。

本段内容尽管与临床有不同处，但为中医八纲辨证奠定了基础。后世张景岳创立“八纲”来分析证候，其理论依据，也是由《调经论》发展起来的。

第六节

【原文】

帝曰：阴与阳并，血气以并，病形以成，刺之奈何？岐伯曰：刺此者，取之经隧，取血于营，取气于卫①，用形哉，因四时多少高下②。

帝曰：血气以并，病形以成，阴阳相倾，补泻奈何？岐伯曰：泻实者气盛乃内针，针与气俱内，以开其门，如利其户；针与气俱出，精气不伤，邪气乃下，外门③不闭，以出其疾；摇大其道，如利其路④，是谓大泻。必切⑤而出，大气⑥乃屈。

帝曰：补虚奈何？岐伯曰：持针勿置，以定其意⑦，候呼内针，气出针入，针空四塞，精无从去。方实而疾出针⑧，气入针出，热不得还，闭塞其门，邪气布散，精气乃得存。动气候时⑨，近气⑩不失，远气⑪乃来，是谓追之⑫。

【注释】

① 取血于营，取气于卫：即血病应刺血脉，气病不宜刺血脉。

② 用形哉，因四时多少高下：马元台曰：“且人之形体，有长短肥瘦大小不同，天之四时，有寒热温凉不一，必用人之形，因天之时以为针之多少高下耳。”多少，指灸刺之数；高下，指俞穴所在。

③ 外门：指针孔。

④ 摇大其道，如利其路：张志聪曰：“摇大其针孔，如利其邪所出之道路。”这是针术中的一种“推摇法”。“如利其路”义同。“如”同“而”字。

⑤ 切：张志聪：“切，疾也。”

⑥ 大气：王冰：“大气，谓大邪气也。”指亢盛的邪气。

⑦ 持针勿置，以定其意：吴鹤皋曰：“持针勿使放置以定病人之意，意定则真气亦定，而不摇夺。”

⑧ 方实而疾出针：吴鹤皋曰：“真气至而针下实也，所以必欲疾出其针者，不疾出之，则反泻出其真气也。”

⑨ 动气候时：动气，谓针刺时引起的经气；候时，谓留针以候气至之时乃出针。

⑩ 近气：王冰：“近气谓已至之气。”

⑪ 远气：“远气，谓未至之气。”

⑫ 追之：针术中的补法(补法术语)，即《灵枢·九针十二原》所说："追而济之。"

【提要】论述经气虚实的补泻方法。

提出阴阳偏盛或气血偏盛造成的病变如何治疗。在针刺治疗这样的病证上，应当取其经隧刺之(十二经中均有经隧)。在营分治其血，在卫分治其气(在血治血，在气治气)。同时要根据病人的长短肥瘦大小的不同，天之四时，寒热温凉的不一，然后采取或高或下或多或少的选穴，用不同的适当的针灸方法治疗。

如果疾病已经形成，如何运用补法和泻法?

泻法——泻实的方法，是等病人吸气时进针，使针与气一齐入内。开大其针孔，而使邪外泄，成为邪气外泄的门户。拔针时在病人呼气的时候，使气和针一同出来，这样的刺法，不会损伤人的精气，而邪气则跟着外出而散。

同时要理解到针孔是邪气外出的门户。因此不能使其阻塞不通，要让邪向外尽出，如果在必要时，还要把针孔摇大，使更好地开泄邪气的道路。这就叫做"大泻"。在拔针时要动作迅速，出针时先以左手指切按，这样处理，即使是亢盛的邪气也能被控制的。

其次谈到补虚的方法。

补虚——首先把针取出来后，不要立即刺入病人身上，必须先要安神定志，安定病人的情志，即要求医生把全身的精力放在针上，不能等闲视之，决定如何进针。定下以后，等病人呼气时进针，针随呼气进入体内，针孔不能摇动，使针与周围紧密接触，这样精气才不受损伤。如果发觉已经得气，那么即迅速出针，但拔针要在吸气时，气入而针出，使病邪不能还内，扪闭其针孔，这样就能使邪气散掉，而人的精气也就得以保存。

留针候气需要一定的时间，等候针下得气，在动气(得气)的时候出针，这样使已经到来之气不会损失，没有来的气也会不断而来，这就是追而补其气的"补法"。这是针对补虚的刺法而言。

▲针刺手法
- 泻法—气盛内针(吸气进针)，摇大针孔，针中病邪，呼气而出针
- 补法—候呼内针，气出针入，针空四塞，得气(方实)，气入针出，闭塞其门

第七节

【原文】

帝曰：夫子言虚实者有十，生于五脏，五脏五脉耳。夫十二经脉皆生其病，今夫子独言五脏，夫十二经脉者，皆络三百六十五节，节有病，必被[①]经脉，经脉之病，皆有虚实，何以合之？岐伯曰：五脏者，故得六府与为表里，经络支节，各生虚实，

其病所居，随而调之。病在脉，调之血[②]；病在血，调之络[③]；病在气，调之卫；病在肉，调之分肉[④]；病在筋；调之筋[⑤]；病在骨，调之骨[⑥]；燔针[⑦]劫刺其下及与急者[⑧]；病在骨，焠针[⑨]药熨[⑩]；病不知所痛，两跻为上；身形有痛，九候莫病，则缪刺[⑪]之；痛在于左而右脉病者，巨刺[⑫]之。必谨察其九候，针道备矣。

【注释】

① 被：吴鹤皋云："被，及也。"波及的意思。

② 病在脉，调之血：王冰云："脉者血之府，脉实血实，脉虚血虚也，由此脉病则调之血也。"

③ 病在血，调之络：马元台云："血病则络脉结也。"指血病要调治经络刺络放血。

④ 调之分肉：张景岳云："随所在而取于分肉之间也。"

⑤ 调之筋：指针刺调治筋，亦可引申为刺筋会穴。

⑥ 调之骨：指针刺调治骨，亦可引申为刺骨会穴。

⑦ 燔针：烧的意思，指现在的温针。

⑧ 其下及与急者：其下，指筋会穴阳陵泉。急，指筋急的部位。

⑨ 焠针：烧的意思。张景岳谓："焠针者，用火先赤其针而后刺之。"

⑩ 药熨：张景岳谓："用辛热之药熨而散之。"即用药热熨。

⑪ 缪刺：张景岳谓："刺络穴也，左痛刺右，右痛刺左。"

⑫ 巨刺：张景岳谓："必巨刺之大，巨大也……用长大之针以取之。"

▲八会穴：
- 脏会—章门穴
- 腑会—中脘穴
- 气会—膻中穴
- 血会—膈腧穴
- 筋会—阳陵穴
- 脉会—太渊穴
- 骨会—大杼穴
- 髓会—绝骨穴

【提要】说明调治十二经脉的大法。

这里提到影响五脏病变都有虚实两个方面，五脏只有五条经脉，而十二经脉都能发生病变，况且十二经脉病变也都有虚实，调治如何选择？十二经脉联络着人体三百六十五节，如果节有病变，必影响到经脉，这是内外相通的关系，但是其与五脏的虚实又是怎样相合的？

由于五脏都有表里关系，主要观察五脏六腑，在五脏选三阴经，在六腑选三阳经，病在脏治脏，病在腑治腑，随着病之所在虚实，而给以适当的调治。

如病在脉，由于心主血脉，就可调治其血。病在血先调络（病从外到内）。病在气，调治卫气，卫在气之外（由浅入深之意）。病在肌肉，调治分肉，也是此意（五脏之气不和，外合血气筋骨为病）。

有些阴寒邪气，病在脉肉筋骨之间，也各有针刺之法。如病在筋，筋脉拘急，不仅要深刺，还要在针尾加上艾灸以祛虚寒（也就是温针法用于虚寒、里寒证）。如病邪更深入于骨，要把针烧红以后刺入人体；或者用辛热之药物熨于患处（热敷）。说明筋病与骨病有深浅的不同，所以在治疗上也就不同对待。

还有些顽固的病，不知所痛，要治阴跻、阳跻二脉（吴崑讲湿痹无寒故不痛。张景岳：两跻者，阳跻脉出足太阳之"申脉"，阴跻脉出足少阴之"照海"，俱当取之，故曰为上。两跻为上）。

假使身体有疼痛的，而脉象未产生异常现象，说明病浅，尚在脉络，可用缪刺法（其理：邪气流窜，没有一定的地方，也不流入经俞，所以病气在左，而症见在右；病气在右，而症见在左，必须右痛刺左，左痛刺右，才能中邪，这种方法就叫缪刺法）。但是也要注意到的是左边疼痛未好，右边也开始有病，这样的情况不能用缪刺法，必须持用巨刺之法（即用长大之针以刺之），即是邪气已入经脉之故。说明邪中络脉与经脉的不同刺法。

以上第六、第七两节是关于针刺取穴的原则和补泻的手法。总的精神，针刺也要观察三部九候的脉象，同时必须诊断明确，并且还要注意时间、地点、体质各个方面的因素，然后进行针刺，这样才能解决针刺的补泻问题。这些论点也较符合实际，在临床上有一定的指导意义。

本篇要点

△说明经络是气血流行的通路，邪气可以由经络传入脏腑，因此调治经络不但可以使邪气不致深入脏腑，同时也可以治疗五脏的虚实病变。

△指出五脏的各种虚实症状，以及治疗方法，同时也体现了早期治疗的主要意义。

△说明气血相并形成虚实和阴阳偏盛偏衰的病理机能，以及针刺补泻手法的意义。

△治疗必须结合病情虚实、病邪所在、病人体质、四时气候等等各方面都要加以考虑。

以上的一些论述，对临床上都有一定的贡献和指导实践的意义。但是有些论点供我们进一步研究和探讨。

复习思考题

1. 试述风雨之邪和寒湿之邪伤人的病理与症状。

2. “阳虚则外寒”“阴虚则内热”“阳盛则外热”“阴盛则内寒”的含义是什么？与后世所指的阴阳虚实内外寒热有何异同？

二、重基础，详解藏象

1. 脾

脾在腹中，脾位于中焦。脏腑学说认为脾和胃是人体消化系统中的重要脏器。胃属腑，与脾相表里，共同完成消化的功能。

脾的生理功能有主运化、升清、统血、主肌肉以及四肢的作用。脾开窍于口，其华在唇等，这些方面均与脾有密切的关系。

(1) 主运化　所谓脾主运化，包括两个方面：一是运化水谷精微，一是水液的代谢与输布（运化水湿）。

▲脾主运化{运化水谷精微—消化、吸收、输布
运化水湿—吸收、运行、排泄

1) 运化水谷精微。运化水谷和输布精微，主要指三个方面：一是消化饮食；二是吸收精微；三是输布营养。

饮食物的消化主要是脾与胃两个脏器的功能。饮食物的营养部分的吸收和运输主要是脾脏的功能。饮食入胃，胃只能“腐熟水谷”，起到初步的消化作用。主要是依靠脾来完成运化作用的，所以由脾进一步帮助消化，经过消化所产生的精微（营养）物质吸收后，再由脾上输于心脉和肺脏，通过肺的宣发与肃降而到达全身，内而五脏六腑，外而四肢百骸、皮毛、筋肉多个组织器官发挥营养作用。故《素问·经脉别论》中说：“饮入于胃，游溢精气，上输于脾，脾气散精，上归于肺。通调水道，下输膀胱。水精四布，五经并行……”说明饮食物入胃之后，把营养成分（精气）吸收输布到脾脏，再由脾脏将精气上输到肺脏，通过肺的宣发与肃降（调节）作用，使水道通畅，让过剩的水分，下达膀胱，把含有营养成分的水分，输送到五脏的经脉，散布全身，营养全身各组织。

这样全身五脏六腑、四肢百骸、皮毛、筋肉都通过脾的运化而获得营养，这是脾主运化的过程。因此，这一节《素问·经脉别论》条文的内容，主要说明饮食之在人体的吸收、输布、排泄的过程，在这一过程中，脾与肺，包括胃起着主要作用。故而，所谓“脾主运化”，实际上就是指对营养物质的消化、吸收与运输的功能。

由于饮食水谷，是人出生之后所需营养物质的主要来源，也是生成气、血的主要物质基础，而饮食水谷的运化则是由脾所主管，通过脾的运化功能，将食物中的营养物质输送到全身各组织，以维持人体的正常活动，这种营养物质是化生气血

的物质基础，所以有脾为“气血生化之源”之说。

《灵枢·决气》篇说：“中焦受气取汁，变化而赤，是谓血。”说明血液也同样来源于饮食水谷，由水谷所化的营气和津液相结合，通过中焦的气化作用，入心变化而成的。

由于脾是“气血生化之源”，在完成消化系统运动中起着很重要的作用。同时，脾的运化是生命活动的物质基础，对维持人体的生命活动，以及保持正常的“生长与发育”关系很大，所以古人认为脾是“后天之本”。即是说人出生之后，脾是人体“后天之根本”，亦即说明在人体机能活动中，脾是比较主要的一个脏器。

脾的这种运化功能强健的话，在临床上习惯地称为“脾气健运”。因此，只有脾能健运，则消化、吸收、运输的功能旺盛。如果由于某些原因，产生脾不健运，影响脾的消化、吸收，输布精微等功能时，往往会引起腹胀、便溏、饮食不振、倦怠消瘦，以至气血生化不足等的发生。

腹胀—脾不健运—腹中胀满、饱闷等，往往可见纳食不振、纳少。

便溏—脾不健运—运化失常，清浊不分，混杂而下，并走肠道，形成泄泻。

食欲不振—脾运不健—脾气不足，则受纳与健运机能两俱障碍，故纳呆。

倦怠消瘦—脾失其运—脾主四肢肌肉，失其所养故倦怠乏力，日久则消瘦。

生化不足—脾运失职—脾胃气弱，运化无权，则气血生化不足。

脾不健运主要脉证：食纳减少，食后作胀，肢体浮肿，小便不利，大便溏泻，身倦乏力，形瘦肉削，面黄，苔白，质淡，脉缓。脾运不健，升运力量不足，纳少腹胀。水湿不运，肢体浮肿，小便不利，大便溏泻。脾气虚弱，生化不足，神倦形疲，营养不良等。

▲运化水谷精微
- 生理—饮食物的消化、吸收和水谷精微的输布
- 病理—腹胀便溏、食欲不振、倦怠消瘦、气血生化不足等

2）运化水湿。运化水湿，是脾主运化的第二个含义，说明脾的功能，还有促进人体内部水液的吸收、运行、排泄的作用，从而保持人体内水液代谢的相对平衡（当然还有肺、肾、三焦、膀胱等的作用）。

脾在运化水谷精微的同时，还把人体所需要的水液运送到全身各组织中去，以发挥其滋养濡润的作用。代谢后的水液则下达于肾，由膀胱排出体外。但是我们要知道，这种水液的输布及其代谢的过程，是肺气的宣发肃降和脾气的运化水液功能共同来完成的。由于脾的这种运化水液的功能，能使体内各个组织，既能得到水液的充分濡润，又不致有水湿的潴留，从而维持着人体水液代谢的平衡。

至此，我们可以知道，体内水液的代谢，不仅仅与肺脏的宣发与肃降作用密切

相关，而且还受到脾主运化水液机能的重要影响。故而脾脏功能正常，是保持水液代谢正常的重要条件。

所以脾能使水谷所化的水液（津液），上输于肺，而输布到全身各组织；另一部分通过三焦到肾，下达膀胱，化成尿液排出体外。这样保持人体内水液代谢的平衡。

相反，如果脾运水液的功能失常，往往会出现水湿潴留的疾病，而湿邪又易致脾脏发病。所以脾气充旺，则水液运化正常。

“脾喜燥恶湿”的说法，脾能运化水液，脾气充足，则水液运化正常。因此，湿邪客易犯脾，而脾虚也易生湿。

如脾气虚弱，水湿易停，就会出现头重，肢体困重，脘腹胀满等，即脾为湿困（湿困脾阳）。在治疗上采用芳香化湿，苦温燥湿一类药物，以增强脾的运化水湿的功能，可达到治脾的目的。故有脾喜燥恶湿的说法（健脾燥湿：参苓白术散、平胃散、藿香正气散等）。

湿有内湿、外湿之分：内湿指脾虚失运，水湿内停（湿从内生），临证表现有小便不清，苔腻，脉缓，眩晕，胸闷，腹胀，痞满，便溏，四肢沉重，足肿，带下，小便淋浊等。外湿一是指夏秋之时，淫雨连绵，雾露潮湿之邪侵入人体；二是长期居于潮湿环境而受湿。临证表现有恶寒，发热，周身酸重，胸闷，口不渴，湿痹，肢节酸痛，沉重麻木。

水湿潴留指体内水湿（液）停滞，由于脾虚而不能运化水湿所致。临床表现为痰饮，水肿，泄泻，腹胀，纳呆等等。

水湿凝聚往往成为“痰饮”，这是由于脾虚不能运化水湿，不能正常输布津液，于是停滞而成“内湿”，凝聚而成“痰饮”。临床表现：痰多稀白，胸闷或恶心，喘咳，苔滑腻等。痰与饮的区别在于稠厚者为痰，清稀者为饮。湿滞为水，水聚为饮，凝而为痰。而饮与痰，薄与厚而已。水、湿、饮、痰，本是一家，是不正常体液积聚而成。

▲水湿凝聚为痰为饮：脾失健运，水湿内停，留在肺（停聚而积）则成痰，所谓脾虚生痰，湿聚成饮（稠清之别，合为痰饮）。

脾与肺的关系主要表现在津液的输布方面，脾主运化津液，肺主通调水道，人体的津液由脾上输于肺，再通过肺的宣发与肃降而布散于全身各组织及下输膀胱。

如果脾失其运，则水液凝聚，就会酿湿，生痰，甚至聚水而为肿，犯肺上逆而为喘等证。所以有“脾为生痰之源，肺为贮痰之器”的说法。临床上治疗痰饮咳嗽，常以健脾燥湿与肃肺化痰同用，就是根据这一理论。

痰饮是根据病因和症状而定名，是泛指体内水液转输不利，停积于体腔四肢等处的一类痰证。由于产生因素不同，停饮部位不同，出现症状不同，故而有不同的名称和区别。

△溢饮：水滞皮下，四肢浮肿，如肾炎水肿，可用苓桂术甘汤、五苓散和金匮肾气丸等。

△支饮：水停胸膈，上迫肺气，咳喘胸满，不能平卧，可用小青龙汤。

△悬饮：胁痛，咳唾则更甚，转侧呼吸均牵引而痛，可用控涎丹、十枣汤。

△留饮：心下坚满，利后反快，虽利心下续坚满，或水走肠间，漉漉有声，腹满，口舌干燥，可用甘遂半夏汤。

▲溢于肌肤而为水肿：脾失健运，水液内停，流溢于肌肤，不能外泄，产生水肿，所谓脾虚水肿，可用五苓散、五皮饮。

上焦：肺主通调水道。中焦：脾主运化水湿。下焦：肾主水的气化。

临床上治疗腰以上水肿，所用的“宣肺发汗法”；腰以下水肿的，所用“温阳利水法”；腹部水肿的，所用的“健脾利水法”，就是根据上中下三焦气化功能失职所致制订的治疗法则。

▲流注肠道而为泄泻：脾失其运，不能升清降浊，以致清浊不分，混杂而下，并走肠道，形成泄泻，故亦称“脾虚泄泻”，可用参苓白术散。

以上都是脾虚而不能正常运化水液所产生的病证和发病原理，在治疗上当以健脾化湿为主。故《素问·至真要大论》说：“诸湿肿满，皆属于脾。”是说凡是水湿潴留所引起的浮肿（在皮肤四肢），“满”是腹中胀塞，胀满不舒等病证，大都与脾的功能密切有关的。所以我们在临床上对这类疾病的治疗，常常是从脾的功能方面来加以考虑的。但是要了解脾主运化水谷精微和运化水湿两方面的作用是相互联系的。因此，脾的运化功能失常，两方面的病理表现常常互见。

注：脾阳与脾气都是指脾的运化功能，而程度不同，脾阳较脾气为深。

运化功能
- 脾阳
  - 指脾的运化功能以及在运化功能过程中所具有的热能
  - 温阳和协助（热能，需要命门之火协助和温养）
- 脾气—指脾的运化功能，也包括脾的升清，统血的功能

脾阳虚往往还有阳气不足之症，如畏寒。脾气不足，往往表现为下陷，腹胀便溏以及统血功能的异常。

胃阳：指胃的功能。

胃气：一是指消化功能（原指肠胃）；二是指脉的胃气（从容和缓）。

胃阴：指胃中津液（又名胃津或胃汁，胃血往往与脾血结合起来看）。

脾阴：一是指脾脏本身的阴精；二是和胃阳相对而言（脾阴胃阳）。

脾统血指脾主营。《难经》曰：“脾主裹血。”

脾阳虚多由脾气虚发展而来，或因多食生冷损伤脾阳所致。在脾不健运的基础上，同时出现腹中冷痛，腹满时减，得温则舒，口泛清水，四肢不温，气怯畏寒，女子则白带清稀，小腹下坠，腰酸沉重等（均属阳虚生寒，寒湿下注之象）。

通过上面讨论，简要归纳如下：

运化水湿
- 生理
  - 上输于肺，输布全身
  - 通过三焦，从膀胱化尿排出体外
- 病理
  - 水湿凝聚而为痰饮
  - 溢于肌肤而为水肿
  - 流注肠道而为泄泻

同时，我们要知道，脾主运化水谷输布精微和运化水液的代谢和输布两方面的作用是相互联系的。例如影响了脾的运化水谷输布精微时，那么即会因水液失运而酿湿生痰，为肿、为泄，这就是脾虚生湿、脾虚生痰、脾虚为肿、脾虚泄泻等。因此，脾的运化功能失常，两方面的病理表现常常互见。

3）升清。脾气功能的特点是以“上升”为主，而脾主运化的功能，主要是依赖于脾气的作用，所谓“脾气主升”就是这个意思，即精微物质的上升与输布。脾之所以能将水谷精微上输于肺，再通过心气作用而化生气血，以营养全身，就是因为脾有“升清”的功能，说明脾脏功能有“上升”的特点，这个“升清”的意义有二：一是将水谷精微上输于肺，经过心肺作用而化生气血以营养全身；二是脾脏有统摄四脏不致下垂的作用。

如果脾气不升，即是脾失健运的一种表现，甚则为中气下陷。气虚不能固摄，则可引起头目眩晕，久泻脱肛，内脏下垂等症。头目眩晕是由于生化之源不足，气血不能上荣之故。久泻脱肛是由于中气不足而致泻，久泻久痢，气虚下陷而脱肛。内脏下垂是由于中气不足气虚下陷，不能摄纳胃、肾、子宫及其他内脏而下垂。

升清
- 生理—精微物质的上升与输布
- 病理—头目眩晕，久泻脱肛，内脏下垂等

由此可知，脾主运化主升，脾虚不运而下陷，就会出现泄泻（腹胀）的症状，所以泄泻应以治脾为主。

（2）主统血　统是统摄、控制、管辖的意思。

脾为气血生化之源。脾统血是指脾不但有生血的功能，而且还有统摄血液，使血液循行于脉中而不外溢的功能。故而脾不仅仅是气血生化之源，又有统摄血液的功能，这完全有赖于脾气的统摄。《血证论·脏腑病机论》（八卷，清代唐宗海撰）："经云脾统血，血之运行上下，全赖于脾，脾阳虚，则不能统血。"唐宗海的《脏腑病机论》提出血之能行于全身是脾统血的功能，如果脾气虚，则失去控制血行的功能。气属阳，这里的脾阳，即指脾气。

这种脾气统摄血液的作用，除了"气为血帅"之外，与"脾气主升"也有密切关系。清代叶天士说："脾宜升则健，胃宜降则和。"指出"脾气当升"，"胃气当降"。由于两者相反相成，升降相因，在生理情况下互相配合，在病理情况下互相影响。因此，脾气健旺，上升正常，则血液有所统摄，正常运行于脉道之内不外溢，故脾的运化功能强健，则人体的气血充盈而足。脾运化既能生血，而也能摄血。从这点上来讲，是与"气能生血""气能摄血"相同。

脾统血的功能，是通过脾气来完成的。脾气主升，气能摄血，脾气健旺，则血不外溢。所以"脾能统血"与"气能摄血"基本上也是同一个意义。因此，"脾不统血"的出血证，也就是"气不摄血"的结果，因此在治疗上要"补气摄血"。

为此，在病理上，由于脾失健运，导致气血虚寒，失去统血的功能，则血离经脉而见出血的病证，称为"脾不统血"。所以在临床上可见到便血，崩漏，肌衄，紫斑等。

便血：指大便出血。

崩漏：系子宫出血，势猛量多曰崩；长期出血，淋漓不断曰漏。

肌衄：指血从毛孔中出，此乃阳气拂郁于内，阴血上乘阳分，流溢肌腠，不得归经，故从毛窍而出，治宜开郁清气凉血。一说肺主皮毛，乃肺热所致。龈血、皮下出血、紫色块状出血斑点等亦是。

衄血：指非外伤所致的某些外部出血病证。《灵枢·百病始生》篇："阳络伤则血外溢，血外溢则衄血。"如眼、耳、鼻、齿、舌、肌等出血，均属衄血。而《丹溪心法》指的是鼻出血，"衄血者，鼻中出血也"。

上面谈到的这种慢性出血性疾病，大都是由于脾不统血。通过讨论，我们体会到脾有病而出现的血证，相对来讲，均属"虚证"，而无实证（特点：量少，时长，下行为多见，属脾不统血。脾不统血证见面色萎黄，饮食减少，倦怠乏力，气短，便血，月事过多，质淡，脉细弱。脾虚无权统摄之出血，气弱，运化无力，纳少神疲，气短，色萎黄，质淡，脉细弱，亦是气虚血亏之象）。

在临床处理上，对此种疾病（出血）的治疗，都采用补脾的方法（黄土汤、归脾汤），使脾气健旺，发挥其统血的功能，则出血自止。中医称为“补脾摄血”“引血归经（脾）”，就是这个意思。所谓治血先治脾，是治疗慢性出血的一个法则。

主统血{生理—统摄血液循经运行至全身
病理—血不循经而致便血，崩漏，衄血，紫斑等出血

（3）主肌肉、四肢

1）主肌肉。肌肉有保护内脏的作用。《素问·痿论》说：“脾主身之肌肉。”指出脾是管理肌肉的，肌肉的功能是由脾运化水谷精微的功能所决定的。脾为后天之本，脾脏运化水谷精微，以营养肌肉，营养充足，则肌肉丰满壮实。

《素问集注·五脏生成篇》的注解所谓“脾主运化水谷之精，以生养肌肉，故主肉”。所以脾脏运化功能的正常与否，关系到肌肉的丰满壮实与瘦削萎缩。

脾脏有热，可使胃内津液干涸，而口渴，肌肉麻痹不仁，发生不知疼痛的肉痿。

主肌肉{生理—肌肉丰满壮实
病理—肌肉瘦削萎缩

2）主四肢。人体四肢的正常活动，必须依靠脾气的输送营养，所以四肢的功能活动，也与脾气密切有关。脾主四肢的功能，也是由于脾主运化和主肌肉所决定的。

所谓主四肢，主要指主持四肢运动是否有力。当脾脏功能健旺，清阳之气（指体内轻清升发之气）到达全身，输送营养充足，则肌肉丰满，四肢轻劲，灵活有力。相反，如果脾失健运，清阳不能升布，则营养缺乏，必致肌肉萎缩软弱，四肢倦怠无力。由于脾气与四肢的这种关系，所以说脾主四肢。

《素问·太阴阳明论》说：“四肢皆禀气于胃而不得至经，必因于脾乃得禀也。今脾病不能为胃行其津液，四肢不得禀水谷气，气日以衰，脉道不利，筋骨肌肉，皆无气以生，故不用焉。”说明四肢之具有正常功用，是由于受到了胃气的营养。但是胃的津液不能直接到达四肢经脉，必须经过脾的运化，水谷津液才能布达于四肢，这是正常的生理状态。如果脾运不健（有病），不能把胃腐熟的津液输送出去，四肢就无从得到水谷的精气，水谷精气日渐衰减，经脉运行也不能滑利，筋骨肌肉都没有水谷之精气来营养，所以四肢也就失却了其正常的功用了。

这段的要点指出：“脾为胃行其津液”，脏腑多因其经而受气于阳明（脾胃表里相配），而脾主四肢，故脾病则四肢不用。

因此，在临床上，对四肢痿弱不用的痿证，常用“健脾”方法来治疗。痿证属虚

属热，热灼津液，筋失所养，不能灌溉四肢而成痿。痿证是指肢体的筋脉弛缓，手足痿软无力而言。临床上以两足痿弱，不能随意运动及行走者较为多见。其病机为肺热熏灼，肝肾亏虚，湿热侵淫。受病肢体外观大多瘦削枯萎，不难辨认。可用二妙丸与归脾汤合用。

“治痿独取阳明”，历代医家以此作为处方的指导。所谓独取阳明系指一般采用“补益后天”为治疗原则(肝肾精血亦赖后天)。

▲临床举例

△一些饮食失调或营养不良的婴儿(面黄、颈细、形瘦、腹大、纳少、便溏等)，往往需要“健脾益气”才能见效。

△四肢浮肿的病人，常常要配合“健脾燥湿”的药物处理，疗效较好。

△四肢沉重，肌肉酸楚的病人(脾虚而湿困，湿滞所致)，采用“健脾化湿”法，取得效果。

以上都是根据“脾主肌肉、四肢”的理论为指导而妥善处理的，所以说脾主肌肉、四肢。

通过以上的讨论，我们知道，四肢的运动依赖于脾气的健运；反过来，四肢运动，也能促进脾气的运化。因此，适当运动，对慢性脾胃病的治疗，也能起到一定的作用。

主四肢
- 生理—四肢轻劲，灵活有力
- 病理—四肢倦怠乏力，痿软等

(4) 开窍于口，其华在唇

1) 开窍于口。脾开窍于口，是说明人体的“饮食、口味”等与脾的运化功能密切有关。口是主摄纳食物的，所以能反映脾的运化功能对人体的饮食及口味等关系。所以《灵枢·脉度》篇说：“脾气通于口，脾和则口能知五谷矣。”说明脾气是通于口的，脾的功能正常，口就能辨别谷食(稻、黍、稷、麦、豆)的滋味。脾和的“和”，即指脾的运化功能协调，而食欲口味正常。不和(不协调统一)，则为明代章潢撰《图书编·脾脏说》(有一百二十七卷)所说：“食不消，脾不转也；不欲食者，脾中有不化之食也；食不下者，脾寒也；好食甘味者，脾不足也。”饮食不消化，脾运不健之故。不想饮食，则胃的腐熟失职(脾亦失职)。食不下，脾不健运，则胃不受纳。甘者脾之味，好食甘味，是脾运不足之故。说明脾失健运之后，以上多种口味食欲的改变都能反映出来，所以说“口为脾之官”，“脾开窍于口”是有其一定的意义。

上面是食欲的改变，还有口味的异常反应，例如：

口淡—口淡乏味，饮食不香，不欲饮食，有见于外感风寒，有见于病后脾胃亏虚的，一般都是脾有湿邪之故。

口甜（甘）—体倦乏力，是脾湿不化之故。

口腻—口腻不香，常伴有舌苔厚腻，小便赤，湿浊较重之故。

口苦—偏于胃热，脾蕴湿热。

所以七窍功能皆禀气于五脏，从了解这些生理功能上的内外关系，使我们在临床上对诊断、辨证、治疗都有一定的帮助。

开窍于口：
- 生理—食欲旺盛，口味正常
- 病理—食欲改变，口味异常（淡、甜、腻、苦等）

2）其华在唇。脾主肌肉，口为脾窍。因此口唇也常常能反映出脾主运化水谷功能的盛衰。口唇是摄纳饮食物的门户，脾功能的好与坏，也可以从口唇这个部位上反映出来。

《素问・五脏生成》篇说："脾之合肉也，其荣唇也。"

人体内外表里配合，与脾脏相配合的是肉，其精神荣华是表现于口唇的。

《素问集注》为之注解说："脾乃仓廪之官，主运化水谷之精，以生养肌肉，故合肉；脾开窍于口，故荣在唇。"

这说明脾的精气之所以能够反映于口唇这个部位，是和其主肌肉，气通于口分不开的。所以脾能健运，则气血充足，口唇红润光泽。如果脾虚而不能健运，则气血衰少，就会出现口唇淡白不泽。如果脾胃积热，则口唇生疮或燥裂。所以说"脾开窍于口，其华在唇"。

由于脾与肌肉、口唇的这种关系，所以观察口唇的色泽状态，在一定程度上可以测知脾脏的生理和病理变化，也可以推断疾病预后的好与坏，也有助于判断脾的功能情况。

其华在唇：
- 生理—口唇红润光泽
- 病理—口唇淡白不泽，或生疮或燥裂

归纳总结

总之，脾为气血生化之源，为后天之本，是消化系统中的重要脏器。

脾主运化：一是运化水谷，输布精微；二是水液的代谢与输布（运化水湿）。

脾统血：脾胃化生的血液循经运行至全身，是由脾所统摄的。

脾主肌肉、四肢：肌肉丰满壮实，四肢有力。

开窍于口，其华在唇：口味正常，食欲旺盛；口唇丰润光泽。

如脾的运化失职，就会出现腹胀、便溏、食欲不振、倦怠消瘦，以致气血生化不足等，以及水液停留的多种病变，如痰饮、水肿、泄泻等。

如升清的功能失职，可引起头目眩晕、久泻脱肛、内脏下垂等病证。

如脾不统血，则血不循经，则出现如便血、崩漏、衄血、紫斑等。

如脾气不充、则精微贫乏、故肌肉瘦削、四肢乏力、口唇淡白不泽、口味异常等。

由于脾主运化，脾气主升，在完成消化系统中起着很重要的作用。在病理变化上，腹胀、腹泻、痰饮、水肿、慢性出血等等往往以脾为主。所以治疗脾的目的，就是以"脾气健运"为宗旨。

复习思考题

脾主运化包括哪些内容，其生理和病理如何理解？

2. 肺

肺的部位在上焦胸腔之中，上与喉咙相连，喉为肺之门户（气道），其经脉循喉咙而出。肺开窍于鼻（肺的功能反映于鼻），为气体出入的地方。由于肺的经脉下络大肠，一脏一腑的经脉相互络属，所以肺与大肠相为表里（表里的含义有三：一是人体上的区别：体表和内脏。二是病证上的区别：表证、里证。三是脏腑的配合，对功能作用上的相互关系）。

肺的主要功能：① 主气：是指主呼吸之气和主人体一身之气。② 主宣发与肃降：肺有宣布发散，清肃下降的功能，能使气血津液运行全身的作用。③ 主皮毛，通调水道：是指肺与皮毛密切有关，并且肺有促进和维持水液代谢平衡的作用。④ 开窍于鼻：鼻为肺之外窍，是呼气吸气出入的通道。

综观肺有上述的这些功能，所以不仅仅是指呼吸系统，还认为水液的调节，气血的运行和皮肤、卫表等功能与之有关。因此，在临床上呼吸系统的疾病大多从肺治，一部分水液代谢，血液循环方面的疾病，外感表证和某些皮肤病，也采用治肺的方法治疗。

（1）主气，司呼吸　肺主气，司呼吸，包括两个方面：是指肺的呼吸功能以及肺与宗气的生成有直接关系。即指主呼吸之气和主一身之气。

1）主呼吸之气。肺主呼吸之气，是说肺有司呼吸的作用，是体内外气体交换的功能。"司"，"管理"之意，对肺管理呼吸的认识，中医与现代医学基本上是一致的。

人体通过呼吸的作用，使体内之气与自然界之气发生交换，呼出体内的浊气（二氧化碳），吸入自然界的清气（氧气），"吸清呼浊"，这一吐故纳新，气体的交换过程，就是呼吸，使体内之气与自然界之气不断地进行交换，维持人体清浊之气的新陈代谢。所以自然界的清气被吸入，体内的浊气被呼出，主要由肺来完成的。

故而说肺主呼吸之气,《素问·阴阳应象大论》说的“天气通于肺”,指出自然界天空中的精清之气,是通于肺的。

2)主一身之气。肺主气,第二方面是指肺主一身之气。肺主气,除了指肺的呼吸功能外,肺与宗气的生成密切有关。宗气是由水谷之精气所化之营卫之气,与肺吸入之气相结合而成,积于胸中。上出喉咙帮助肺脏的呼吸,这与肺主气,司呼吸的功能是相一致的。

宗气是通过心脉而布散全身,以温煦四肢百骸和维持他们的正常生理功能活动,从而营养全身各组织器官。由于肺气和宗气生成直接有关,并且在生命活动过程中又占有十分重要的地位,从这个意义上讲,可以说“肺脏有主持五脏六腑之气”的作用,故有肺主一身之气之说。《素问·五脏生成》篇说:“诸气者,皆属于肺”。即提到这个问题,指出各种气大都是归属于肺的。由于肺对全身之气有上述的重要作用,故谓“诸气者,皆属于肺”,就是这个道理。

这里也要提一下的是肺的呼吸活动与“肾”密切有关。因为“肾主纳气”,肺虽然是主呼吸的,但肾有摄纳肺气(纳气)的作用。临床上“久咳,老年肾虚,纳气困难,气喘”的特点,如老年性慢性支气管炎、肺气肿(咳喘),往往与肾不纳气有关,治疗上需用补肾纳气法。故谓:“肾为气之根,肺为气之主。”呼吸机能虽然在肺,而根源则在于肾。因此,如果肺气不足,不但会影响宗气的生成,从而会引起全身性的气虚,出现体倦乏力、气短、动则气急、自汗等症。

由于肺主一身之气,肺主气的功能正常,则气道通畅,呼吸均匀和调。如果肺气不足,不仅会引起肺呼吸功能的减弱,而且也会影响宗气的生成。由于宗气是帮助肺脏呼吸的,因而呼吸无力,或少气不足以息,语音低微,身倦无力等气虚不足的症状,这些现象势必相继出现。

假使肺失去了呼吸功能,那么清气不能吸入,浊气不能呼出,宗气也不可能生成。在这样的情况下,肺失去了主持一身之气的作用,生命也就危险之极了。随着呼吸的停止,人的生命也就会停止。所以说肺主一身之气,主要取决于肺的呼吸功能。

肺主气,司呼吸
- 生理
  - 呼吸之气
  - 一身之气
  - → 气道通畅,呼吸匀调
- 病理—肺气不足,呼吸无力,语音低微,身倦无力

(2)主宣发,外合皮毛

1)主宣发。宣,公开,是宣布,发散的意思。说明其有向上、向外,散发的特

点。所谓肺主宣发，是指由于肺气的推动，使卫气、血和津液运行和输布于全身各组织，濡养人体的所有组织器官，内而脏腑、经络，外而肌肉、皮毛，无处不到，正如《灵枢·决气》篇所说："上焦开发，宣五谷味，熏肤、充身、泽毛，若雾露之溉，是谓气。"

从胸中上焦部分，肺气的宣发布散，将饮食五谷（《黄帝内经》中认为五谷即"粳米、小豆、麦、大豆、黄黍"，而在《孟子·滕文公》中称五谷为"稻、黍、稷、麦、菽"，在佛教祭祀时又称五谷为"大麦、小麦、稻、小豆、胡麻"）之精微，布散到全身，温煦（滋养）皮肤，充实形体，润泽毛发，像雾露一样灌溉着人体各组织，这就叫做气。

这里所指出的"上焦开发"，主要是指肺的宣发作用，说明从胸中肺气的宣通发散，将水谷之精气，布散到全身，而气是维持生命的主要物质，它能温润肌肉、皮肤，充养全身。所以古人又有"气聚则生，气散则死"的说法。

2）外合皮毛。是指肺与皮毛在生理病理上的相互关系。皮毛位于体表，是人体抗御外邪的屏障，即是人体最浅表的一层，包括了皮肤、汗孔、毛发等组织。皮毛是依靠肺所宣发的卫气与津液来滋养。所以《素问·阴阳应象大论》有"肺生皮毛"之说，即肺气能滋养皮毛。肺是主呼吸的，而皮肤之汗孔也有散气以调节呼吸的作用。所以《素问·生气通天论》称汗孔为"气门"。汗孔是卫阳之气散泄的门户，所以称为气门。后世唐容川也指出，皮毛有宣散肺气的作用。

因此皮毛的功能有分泌汗液，润泽皮肤，抗御外邪等。这些功能是流布在皮毛的"卫气"的作用，所以说"肺主一身之表"。例如：肺气宣发卫气到达体表，皮肤、汗孔才能得到正常的气血津液的营养，皮毛才能温柔和畅，汗孔开合功能才能正常。所以肺气充足，皮毛的卫外机能正常，则皮肤固密，不易为外邪所侵袭，并有抵抗外邪的功能。卫气所以能发挥这些作用，主要还是依靠肺气的宣发力量。

卫气：水谷精微所化生，运行于脉管之外，体表为主的营养物质。

由于肺与皮毛有密切关系，所以《素问·五脏生成》篇中说："肺之合皮也，其荣毛也。"

▲脏腑与体表组织，内外表里相合，与肺脏相配合的是皮毛，其荣华表现于毫毛（荣，五脏精华表现于外的色泽），即是说明肺与皮毛的密切关系。从生理上看，具有下面3个内容：

△分泌汗液—肌表皮肤是人体外表的卫气所敷布的地方，能随着外界气温及体温的变化而起调节作用。例如：过冷就会收缩致密，致密则无汗；过热就会弛缓松疏，疏松则汗出。皮肤的这种适应机能，是与肺脏有密切关系（肺主气，主

宣发）。

△润泽皮肤—由于肺气的宣发，皮肤（皮毛）才能得到正常的气血津液的营养。

△抵御外邪—肺气充足，皮毛的卫外机能正常发挥，则皮肤固密，一则不易为外邪侵袭，二则有抵抗外邪的能力。

从上面这三点来看，就是肺主皮毛的功能。而这些功能的特点，是由肺气的宣发作用所决定的，故说肺主皮毛（皮毛的这些功能，是流布在皮毛的卫气的作用，而卫气之所以能发挥这些作用，主要是依靠肺气的宣发力量）。

正由于在生理上肺与皮毛紧密关联，所以在病理上也常相互影响。如外邪入侵，常由皮毛而犯肺，从而出现肺的症状，如恶寒、发热、鼻塞、咳嗽、甚则气喘等肺气不宣的证候。经过服用发汗药之后，汗出热退，咳嗽气急便见减轻，这就是根据“肺主皮毛”的理论而来的。《素问·咳论》所说：“皮毛者，肺之合也。皮毛先受邪气，邪气以从其合也。”

所谓皮毛，是在人体的体表，皮毛与肺是相合相应的。如果皮毛先感受了外邪，邪气就会影响到肺脏的，因为皮毛与肺是相互配合的。这段指出了这种证候的病理特点，也是治疗的依据。

在临床上，一般肺气失常之人，由于皮毛对于气温适应的功能减弱（皮毛不固，卫外机能不足），则可使人易于感冒或排汗机能失常，而见到汗多、自汗，但也有肺气不宣、肺卫闭实、毛窍郁闭、又常见无汗的症状。

又如肺阴虚或肺气虚，输布津液不足，则皮毛失去滋养，不但可以出现“皮毛憔悴，枯槁不荣”，而且毛发易于脱落等（肺脏久病不愈，如患肺结核的病人，常有此类症状）。

同时，由于卫外机能低下，容易遭受外邪的侵袭，导致感冒。正因为卫气与肺气的宣发有关，而卫气又主司汗孔的开阖，故可见自汗（表虚——肺卫气虚，肌表不固），或无汗（表实——肺卫闭实，毛窍郁闭）等症状。

正由于肺主皮毛，因此，在治疗上，不仅外感疾病的卫表证，可以从肺治，而一部分皮肤病也可以用治肺的方法治疗。

▲例如解表法：是用发汗药物，使留于肌表的病邪，随汗而排泄，适用于疮疡初期兼有外感表证的。

△外感风热—疮疡焮红肿痛，恶寒轻，发热重，汗少，口渴等（此为风热郁于肌表而不外达，可用银翘散或牛蒡解肌汤辛凉解表）。

△外感风寒—疮疡肿痛，恶寒重，发热轻，无汗，头痛，口不渴。可用荆防败毒

散辛温解表。

△风疹—亦名风痧，小儿常见病。因感风热时邪，郁于肺卫，而发于肌肤的病证。微热，痒感，伴有咳嗽等。治用宣肺解表法。

以上说明肺主卫且主皮毛，某些皮肤疾病也可从肺处理。

由于肺与皮毛在生理与病理方面有以上的联系，所以说外合皮毛。

- 主宣发
  - 生理—使卫气和津液输布全身，温润肌腠皮毛
  - 病理—肺气不宣，多见于外感

- 外合皮毛
  - 生理—分泌汗液、润泽皮毛，抵御外邪
  - 病理
    - 肺气不宣—腠理闭塞—无汗
    - 肺气虚弱
      - 皮毛不固—易感冒，自汗
      - 不能输精于皮毛，皮毛憔悴枯槁

(3) 主肃降，通调水道

1) 主肃降。肃降是清肃下降的意思。有向内、向下，收敛的含义(敛，有收缩、约束、聚集之意)。

肺居胸中，部位在上焦，位居最高，而肺气的清肃下降为顺指肺气宜清宜降。

肃降又是肺主气的一个功能表现。其与“宣发”共同配合，相互为用，共同完成气血津液的正常运行。理由是：

其一，气血津液经肺气的“宣发”到达人体各处发挥营养作用，但其经过组织器官的利用之后还需要回到经脉中来，这个促使气血津液从组织器官回到经脉中的作用，就是肺气“肃降”功能之一。

其二，肃降的另一个作用，是指肺气有使体内代谢产生的多余水液下降，并排出体外的功能，所以下降为顺。

肺气的“肃降”能促进气血和津液的输布，并使之下降，以保持肺气的清净功能。正由于肺气以下降为顺，如果肺气不能下降，清肃功能失常，肺气就要上逆，气郁闭于肺，则可出现“胸闷，咳嗽，喘息”等症。

2) 通调水道。通调是疏通调节。水道是水液运行和排泄的道路。

肺的肃降功能，还对水液的代谢产生一定的影响。

人体水液代谢的调节，是由肺、脾、肾、膀胱、大小肠、三焦等脏腑共同完成的。饮入的水液，由胃、小肠，经脾的吸收输布作用，上输到肺，经过肺、脾、肾、三焦等脏腑的气化作用，化生津液滋养全身，其代谢的废物，或从汗孔，或从膀胱排出到

体外，而肺在水液调节中所起的作用，叫做“通调水道”。就是说肺气有促进和维持水液代谢平衡的作用。这个作用，是由肺的宣发与肃降来完成的。

人体多余水液的排泄，主要通过四条途径：尿、汗（皮肤蒸发在内）、呼吸、大便。其中以“尿和汗”为主，尤其是“尿”乃水液外泄的主要方面。

宣发——人体吸收水谷精微物质，一方面经肺气的宣发，滋养润泽全身；另一方面，将多余部分，特别是通过皮肤（向上、向外），由汗孔（气门）排泄。

肃降——另一方面，需要通过肺气的肃降。肺气的清肃下降为顺，肺气肃降，才能使水道通调，水液下归于肾，再经肾的气化作用，水液下达膀胱，将多余部分成为尿液而排出体外，从而保持人体水液的正常运行与排泄。

由于肺有水液调节方面的功能，因此，汗液的分泌，小便的通利与否，与肺气的宣发和肃降有关，所以有“肺主行水”“肺为水之上源”的说法。

肾为水脏，有调节津液的输布和废物的排泄以维持体内水液的正常代谢，称为肾脏的气化作用。而水液“清”者复归于肺，“浊”者经膀胱排出体外，这个“津液”的回归，也是肃降内容之一。肾的经脉上连于肺，二脏调节水液有密切的关系。

从所在部位上来讲，肺位最高（膈上），肾位最低（下焦），故称“肺为水之上源”。其次肺的宣发与肃降将水液分布于全身，指促进和维持水液平衡作用方面，首先是肺的功能。正由于这样，前面提到的“肺失宣发”，就会形成腠理闭塞，产生无汗或皮肤水肿（阳水，水气侵犯在皮肤中）。风寒外束，皮毛闭塞，肺气不能通调于水道，流溢于皮肤，则发为水肿。

如果失于肃降，不能通调水道，不能使水液下输到膀胱，则会产生痰饮、小便不利、尿少、水肿等水液输布障碍的疾病，可用宣肺利水法治疗。

3）宣发与肃降的相互配合和相互影响。肺的宣发与肃降，是相辅相成的两个方面，往往互相联系，互相影响。所以只有通过宣发与肃降的互相配合，才能保持气血津液不停地运行。

临床上常常可以看到，没有正常的宣发，可影响肺的肃降；不能很好地肃降，也会影响到正常的宣发。只有肺的宣发与肃降功能正常，才能使气道通畅，呼吸匀调，保持人体内外气体的交换，使气血津液敷布于全身，将多余的水液下输到肾转入膀胱排出体外，保持肺脏正常活动的自身调节机能，不使耗散太过，损伤肺气。

因此，我们讲肺的宣发与肃降是相互对立而又统一的两个方面。从上面讨论“宣发与肃降”的概念来看，宣发有向上、向外（润泽肌肉、皮毛、发汗等功能），“散发”的特点。

肃降有向内、向下，收敛下降的含义。这个“外、内”“上、下”“散、敛”，是相互对立的，但又是相互联系，相互统一的关系。两方面同时存在，相互依存的。由于这种对立统一的关系既能使人体各个组织器官得到气血津液的灌溉，又能免除水湿停留之患。从肺本身来讲，既可使之宣发又有肃降配合而不致耗散太过，损伤肺气。

因此说，宣发与肃降不仅是保持整个人体健康所必须的，也是保持肺脏正常活动的自身调节机能。

肺的宣发与肃降这两个方面的功能在生理上相互协调，在病理上往往也是相互影响的。

如果肺的宣发肃降功能失去协调，就会发生“肺气不宣”或“肺失肃降”的病变。

如“肺气不宣”就是肺失去宣发通达，则可引起肺气不降的病变。肺失宣发，以“咳嗽”为主要临床表现。如外感咳嗽（或肺部急性炎症）属于此类。多由外邪束表，肺气被邪气所阻碍，失去宣发，而引起的咳嗽。在治疗上，风寒引起者，“辛散”，如三拗汤；肺热引起的，辛凉解表，如银翘散等。

如“肺失肃降”多因邪恋较久或痰湿内阻，肺气肃降无权，而致咳嗽延久不愈，往往影响肺的肃降，如胸满（闷），胁痛（胀）或自汗等，慢性咳嗽及肺结核等多属此类。治宜肃降肺气，可用止嗽散、枇杷叶膏、二陈汤等。

两者相对来讲，肺气不宣，外感的多见；肺失肃降，内伤久病的多见。

痰湿内阻——痰湿内阻肺气，气机失其肃降，故以咳嗽、喘息（气逆）为主要表现。肺气不能肃降，则肺气上逆，咳嗽气急，引起肺气不宣。痰湿内阻气道，则喉中痰鸣；肺的气机阻滞则胸闷。治疗此类疾病可用二陈汤、三子养亲汤。

上面谈到的都是肺气的宣发与肃降功能受到障碍时而产生的病理变化。因而出现咳嗽、喘息、胸闷、胁胀等症。这些症状，往往有咳嗽气逆等现象，说明肺气以肃降为顺。肺失宣肃，往往产生肺气上逆的病象。

所以《素问·至真要大论》说：“诸气膹郁，皆属于肺。”膹指喘急，郁指痞闷，是说凡是气急喘息，胸部闷塞等气分的病变，大都是属于肺的。

由于肺主一身之气，说明肺对全身气的重要作用，所以在呼吸道的有关气的种种病变，往往与肺有关。

主肃降，通调水道
- 生理—肺气肃降，促使水液下输膀胱，废物排出体外
- 病理—肺失肃降
  - 痰饮，小便不利，尿少，水肿等
  - 咳嗽，气喘，胸闷，胁胀等

(4) 开窍于鼻　肺开窍于鼻，是指肺是管理呼吸的。而鼻孔是气体出入的道路，也是呼吸出入的门户，所以称鼻为肺之窍（孔）。因此，鼻是肺呼吸的通道，鼻的通气和嗅觉的功能，主要依赖于肺气的作用，所以鼻与肺在生理上和病理上密切联系，相互有关。

鼻的“嗅觉”作用，必须依靠“肺气和调”（和：即正常），呼吸利（利：即通畅），这样肺气正常，呼吸通畅，才能嗅觉灵敏。

《灵枢·脉度》篇中说：“肺气通于鼻，肺和则鼻能知臭香矣。”说明肺气是贯通于鼻的，肺脏的功能正常，鼻就能辨别香与臭之味。正因为鼻为肺窍，故而肺有病变，每每会影响到鼻，所以鼻又常常成为邪气侵犯肺脏的通道。

例如：“温热之邪”（热性病或传染病），侵犯肺卫（温邪首先犯肺），多由口鼻而入（温邪上受，首先犯肺。肺主皮毛，开窍于鼻）。这里提出的温热之邪，是指多种外感病的总称。在此，我们理解了鼻与肺的关系，在病理表现上也是很明显的，如：

1）外邪袭肺——在肺气被风寒所侵袭时，引起肺气不宣，则出现鼻塞而流清涕，嗅觉亦失灵，不闻香臭，出现这些症状，我们在治疗上，往往采用“辛散宣肺”之法，一般以三拗汤为基础方加减应用。

2）肺热壅盛——这是指热邪壅盛于肺，肺热不得宣发，因而造成肺气上逆，还可见鼻翼煽动、喘急气粗等症（化热：表证传里的一种病理变化。风寒挟湿，侵入人体，初期有恶寒，苔薄白的表寒现象。如化热，病入气分，即不恶寒，反恶热，甚至高热，喘急，鼻翼煽动。小儿肺风痰喘常见此症，现代叫急性肺炎）。在治疗上应以清肺化痰降逆平喘，治方如麻杏石甘汤之类。

从上面的例子，我们可以看到，在病理上：

其一，肺部的疾病，多由口鼻吸受外邪（寒邪，热邪）所引起。

其二，肺有病变，往往从鼻上反映出症状（鼻塞，鼻煽）。

因此从“鼻”的变化，一则可以作为推断肺患病的依据之一；二则鼻部的疾患，又可从肺入手进行治疗。例如：鼻部红肿，认为“肺脏有热”，治疗要泻肺火。近几年来，有人用针刺耳部“肺穴”（在耳轮凹陷中心穴二旁穴位）治愈了鼻息肉（鼻痔），这是根据脏腑与体表组织器官相关的理论（鼻痔可用月石、冰片、雄黄研粉吹鼻，或冰片、细辛研粉吹鼻或手术处理）。慢性鼻炎（鼽嚏），鼻塞不舒，头昏而胀，治宜疏风宣肺，用苍耳子散、奇授藿香丸等。以上这些都是为“肺开窍于鼻”的理论进一步提供了新的依据。

总之，肺气调和则鼻腔通畅，呼吸顺利，嗅觉正常。如果肺脏产生病变，就往往会影响于鼻的，同时在鼻部也反映出一些病证。

开窍于鼻
- 生理—肺气和，鼻孔通畅，嗅觉灵敏
- 病理
  - 风寒袭肺—鼻塞流涕，嗅觉失常
  - 肺热壅盛—咳嗽气急，鼻翼煽动

此外，喉咙是呼吸的门户和发音的器官。喉咙居肺管之上口，为发音的地方。肺的经脉从这里经过，故喉的"通气与发音"，直接受到肺气的影响。所以声音的发生和强弱（洪亮或低微），与肺的作用也有关系。

在病理上，如肺阴虚的人，声音低微或音哑（属虚。肺阴不足，喉失所养，古人常以"金破不鸣"来比喻）。风寒袭肺，可以使声音嘶哑或失音（属实。肺气不宣，气道不利，古人常以"金实不鸣"来比喻）。故而肺虚肺实，都可以引起声音嘶哑。

同时其他的喉部疾患，往往也与肺联系起来看。例如：

① 喉痹（慢性咽喉炎，属虚）

慢性：音哑，咽红，干燥不适，微梗痛。滋阴降火，知柏八味丸。

急性：喉部干燥灼热，微红肿，音嘶，喉塞，发热等。辛凉解表，清利咽喉。

② 乳蛾（扁桃体炎，属实）

慢性：咽部梗痛，口臭，一般无自觉症状。养阴清热，方用六味地黄丸或冰硼散吹喉。

急性：发热，吞咽困难，疼痛，甚至耳胀耳鸣（化脓为喉疮）。辛凉解表，清肺泄热，方用清咽利膈汤、六神丸等。

上面举例的喉部疾病，也每每从肺着手，就是这个道理。

喉咙
- 生理—声音洪亮
- 病理—声音嘶哑，喉痹等症

通过上面讨论，体会到肺是主一身之气，而司呼吸，主宣发，主皮毛，主肃降，通调水道的功能，故为水之上源，肺开窍于鼻，而人体声音的发生和强弱，也与肺的作用有关。故而上面提到的各种人体组织以及肺的功能，相互之间，在生理上和病理上也有密切的关联。

几个有关问题：

第一，肺朝百脉："朝"，朝会，朝向。全身的血脉会向于肺，实际上是说明心、肺的共同作用。因肺气（宗气）有贯心肺的作用，百脉又朝会于肺，所以肺与心在生理上的联系十分密切。我们常说："气为血帅，血为气母，气行则血行，气滞则血滞。"由于血的运行有赖于气的推动，气也必须有血的运载才能敷布全身。这些理论，对治疗上来说，像血脱而气亦随之而脱的病证，在治疗上有血脱益气之法，用补气摄血的独参汤。对血瘀患者，活血药与理气药同用，更能促进瘀血消除，也就是“治血必先行气”。

第二，肺为娇脏：由于肺位最高，且与自然环境呼吸相通，不仅易受外邪侵袭，而且不耐药味之偏，故有“肺为娇脏”之说。所以治肺用药宜“轻清”，不能过于“重浊”，所谓“治上焦如羽，非轻不举”。也不能过于刚燥，以致损伤肺阴。

第三，肺病之虚实：肺的病证虽有多种表现，但总的可概括为虚和实两方面。外邪犯肺为主的咳嗽、气逆，多属实证。肺气虚和肺阴虚属虚证。肺气虚的临床表现为少气、短气等，极为常见。不提肺阳虚，这也是一种习惯。

复习思考题

怎样理解肺主宣发与肃降的生理和病理？肺主宣发和肃降与通调水道的关系如何？

3. 心

心位于胸中，这是心的解剖部位，与现代医学解剖部位相同。心包又称心包络，是心脏的外围组织（包膜），有保护心脏的作用。心包的生理和病理都与心有联系，没有独立意义，故附于心，不再单独介绍。

心的主要功能是：① 主血脉——推动血液在脉管内运行、循环；② 主藏神——主管人的精神、思维活动；③ 开窍于舌——舌乃心的外窍，心的功能正常与否，可以从舌表现出来（心中的别络却上通于舌；手少阴之别，系舌本）。

心在十二经中属手少阴经，其经络下络小肠，与小肠相表里，以后在讨论到腑时，再谈这个问题。

（1）主血脉，其华在面　主：主管，或主持的意思。血：指血液，是营养人体的重要物质。脉：指脉管，是血液运行的通路。

血是营养物质，脉是人体的体表组织，又是奇恒之腑。主血脉，是血与脉两者的合称。

心主血脉，是指心脏有推动血液在脉管内运行的作用，所以《素问·六节脏象论》说：“其充在血脉。”指出心脏的功用是充实于血脉，即心主血脉。《素问·痿论》又说：“心主身之血脉。”就是说心主管全身血液在脉管内运行以营养全身（血液在脉管内流动，脉管与心相联系）。而心脏所以能推动血液的运行，这种推动功能的完成，虽然需要足够的血液充盈，但主要有赖于“心气的推动”。所以血液能够在脉管内流动循环，是心与脉管的共同合作，但心是主导的方面，即由心脉的搏动以推动血液循环，所以说心的这种功能，主要依赖于心气（心气：是指心脉功能，这里是指心脏搏动推动心血循环的功能)的作用。《素问·平人气象论》所谓“心藏血脉之气”,指出心主藏血脉之气,心气起主导作用。

对于血液循环,在《素问·经脉别论》中作了如下的简要论述:“食气入胃,浊气归心,淫精于脉,脉气流经,经气归于肺,肺朝百脉,输精于毛皮。毛脉合精,行气于府,府精神明,留于四脏。”意思是讲饮食物经过胃的消化后,其中较浓厚的精气归送至心,成为血液的组成部分,灌注于血脉。由经脉归到肺脏,肺又通过经脉把精气输送至皮毛。皮毛和经脉中的精气会合于胸中,通过心的作用,仍还流归入于脉(府),脉中精气的循环,流行于肺、脾、肝、肾四脏,使全身能得到血液的滋养。

浊气:指饮食精微的浓厚部分。

经:经脉。

肺朝百脉:指全身血脉,都要流经于肺,是肺受百脉朝会的意思。

毛脉合精:肺主皮毛,心主血脉,毛脉合精,即是说气血相合的作用。

行气于府:气聚之府,即胸中,言气血循环全身之后,再回到胸中之意。

这些论述,初步认识到血液循环的动力及其大略的途径,以后在“血”一节中还会讨论。

因此,心气的强弱,能影响血液运行的盛衰。如果心气旺盛,使血液在脉管中运行不息,从而供应全身的需要。

由于心、血、脉三者的关系非常密切,血液在脉管中运行而面部的血脉又较为丰富充盈,所以心气的盛衰,可以从脉搏上表现出来,也可以从面部色泽反映出来。

如心主血脉的功能健全,则心气旺盛,血脉充盈,则脉搏和缓有力。血脉充足,则上荣于面,面色显得红润而有光泽,即所谓“其华在面”。华:光彩,是精之外华,即脏腑精气表现于外的意思(“其充在血脉”,《六节藏象论》中“充”是指脏腑的精气对各组织充养的意思)。

相反,如果心气不足,心血亏少,则脉虚或细弱(血脉空虚),或节律不整,面色亦会变得白而无华。出现心悸,气短,自汗,动则劳累,面色皖白,体倦乏力,舌质淡,苔白,脉虚等。

如果心血暴脱,而出血严重的病人,则面部更为淡白无华,而且消瘦,往往是出血之后,致使气血不充,颜面俱呈白色。

正如《灵枢·决气》篇所说:“血脱者,色白,夭然不泽。”(夭亡,夭折)说明血虚的病人,面色与皮肤皖白,枯槁不润。所以其运行气血的脉管也会因此而空虚。

或由于某种原因（如外伤、气滞、寒冷），血行受阻，使血行不畅，都可产生血液瘀滞，出现面唇青紫，或脉涩不畅，可以见到脉象或结（脉来缓慢而有不规则的间歇）或代（脉来缓弱而有规则的歇止，间歇时间较长，代脉之脏器衰微。促脉气滞血瘀或痰食停积等。如果促而细小无力，多是虚弱之象，临床应加以注意）或出现胸闷、心痛等。因此血的盛衰及其功能的协调与否，是影响心脏生理病理的关键。

综上所述，心主血脉主要是指心气有推动血液循环的功能，其心气旺盛，血脉充足，面色显得红润而光泽，故有“脉为血府，以气为本”之说。但是正常的血液循环，不仅需要心气的推动，而且也需要血液的充盈，气为血之帅，而又依附于血，因此血液不足而心血虚损者，心气也会随之不足，而出现心悸、胸闷、眩晕等症。

心主血脉
- 生理—心气旺盛，血脉充盈
  - 脉搏和缓有力
  - 面色红润光泽
- 病理
  - 气血不足
    - 脉虚或细弱
    - 面色白而无华
  - 气滞血瘀
    - 脉涩不畅，或结或代
    - 面色青紫

（2）藏神　心藏神，亦称“心主神明”。所谓“神”是人体生命活动的总称，有广义与狭义之分。广义的神，是指整个人体生命活动的外在表现；狭义的神，是指心所主的神志，即人的精神、思维活动。所以广义的神，是指整个人体生命活动的外在表现，包括病理、生理反映于体表的征象，这个内容在“望诊”中再谈。狭义的是指心藏神，即人体的思维意识活动，这里讨论狭义的神，心主藏神。

根据现代医学的认识，人的精神思维活动是大脑的功能，即大脑对客观外界事物的反映，现在很清楚。但是中医学是将其归属于五脏的功能，认为人的思维活动与五脏有关，其中与心、肝、脾、肾的关系密切，特别是与心的关系最为密切。因为在中医学里认为人的精神意识和思维活动的功能，是以“精、血”为其主要物质基础的。人的精血旺盛，则思维活动的功能就强盛；精血不足，则思维活动的功能就减退。由于心主血，脾统血，肝藏血，肾藏精，这四脏的生理活动都与人体的精血是否充盈密切相关，故与人的精神意识和思维活动的功能有一定的联系。而主要的是属于“心”的生理功能。《灵枢·邪客》篇说：“心者……精神之所舍也。”指出一切精神、意识、思维活动，都是心的功能表现。《灵枢·本神》篇又说：“所以任物者谓之心。”任就是担任，接受的意思，指出了接受外来的事物而发生的思维过程是由心来完成的。

现在知道，人的精神活动是大脑的功能，但在中医学中将其归属于心，这已成为我们民族的习惯。俗语说，“眉头一皱，计上心来”，就是说多想出智慧。又如“全心全意为人民服务”，我们学习要“专心致志”等。这些所说的心是指大脑的功能。中医学由于历史条件的限制，对大脑的认识比较简单，如《灵枢·海论》说：“脑为髓之海，其输上在其盖，下在风府。”输，俞穴。盖，指百会穴（属督脉）。百会与风府作为脑的范围。后世医家又称“脑为元神之府”，说脑是精神活动的所在。清代王清任在《医林改错》中说：“灵机记性，不在心在脑。”这些论述，虽尚不够完全，但对脑的认识，却已大大前进了。

因此，说明外来事物的发生和思维活动过程，是由“心”来完成的，所以古人把“心”看作“五脏六腑之大主”。指出心在五脏六腑中居于“主宰”的地位，其占主导地位，是与心主藏神的功能分不开的。

另一方面，血液是神志活动的物质基础，血是心所主，而心藏神。由于有这样的关系，所以心主血脉，心主神志，两种功能是相互联系的，《灵枢·本神》篇说：“心藏脉，脉舍神。”指出心是主宰着人体血液在血脉中的运行，代表一切思想意识活动的神，是寄附于血脉之中的，说明两者是密切相关的。因为心血又称心阴，心阴是心阳（心脏功能）的物质基础，与藏神当然有关了。

所以血足则神旺，血虚则神亦虚，不能守藏。在临床上患贫血的病人，常常见到心悸、失眠、多梦、健忘等症，即由于“心血不足，心不藏神”所致。更有大出血的病人，发生虚脱，不省人事（失去知觉），则称为“血去，神亡”。

另外心神的活动也对血液发生影响。如因精神因素的刺激，或者思虑过度，久而久之也能耗伤心血，而使心血不足、出现心悸、面白无华，或者导致“心气不舒”“心血瘀阻”，而产生心痛、胸闷等症。

所以心的气血充盈，则神志清晰，思维敏捷，精神充沛。如果心血不足，常可导致心神的病变，而出现失眠、多梦、健忘、神志不宁等病变。如果由于血热扰心，还可见到谵妄、昏迷、不省人事等症状。

心主藏神
- 生理—神志清晰，思维敏捷，精神充沛
- 病理
  - 心神不宁—失眠，多梦，健忘
  - 热扰心神—谵妄，昏迷，不省人事

这里要提一下心气、心血、心阴和心阳。

“心气”与“心血”是全身“气血”的一个组成部分，是心脏生理活动的物质基础。心阴与心阳主要是指心脏生理活动过程中两种相对应的运动状态。

心气、心血与心阳、心阴的生理活动既有联系又有区别。

在正常情况下的生理活动，心气与心阳，均具有鼓动心脏搏动，温运血脉，推动气血在脉管内运行，促使精神意识和思维活动处于兴奋状态。

心血与心阴，均具有濡养心脏本身和全身血脉等作用，而且还有使心脏不至于过速的搏动，人的精神活动不至于过于兴奋，即是对心阳与心气具有制约的作用。

心脏的生理功能，就是依靠心阴与心阳，心气与心血之间的矛盾运动，而维持正常的心律和血液循环。这一对矛盾运动的失调，即是引起心脏病变的根本原因。

但在病理情况下，心的气血失调，或阴阳失调，还是有所区别。如心的气血失调，多以“虚象”（气血的虚衰）为其主要特点，一般不见明显的“寒象”或“热象”。而心的阴阳失调，则不但可见气血不足的虚象，而有“阳虚则寒”“阴虚则热”的“虚寒”或“虚热”的明显特征，这就是其主要不同之处。

（3）开窍于舌　心位于胸中，心经脉的别络却上行于舌，因而心的气血上通于舌，以保持舌体的生理功能。《千金方·心脏脉论》说：“舌者，心之官，故心气通于舌。”说明舌是心脏所属的器官组织，所以心气通于舌的。正由于相互之间有这样的关系和联络，“心”有了病变，就容易从舌体上反映出来。在健康情况下，舌的味觉灵敏、舌质红润、舌体柔软、运动灵活，这是心功能的正常表现。如果心有了病变，往往可以从舌质的颜色和舌体的形态方面表现出来。

例如：心血不足，则舌质淡白；心火上炎，则舌尖红或舌体糜烂；心血瘀阻，则舌质紫暗或见瘀点、瘀斑；热入心包或痰迷心窍，则见舌强语謇。正因为“心”的生理功能，病理变化都直接影响到舌，故有“心开窍于舌”“舌为心之苗”的说法。

开窍于舌
- 生理—心之别络上连于舌，心血上荣于舌，灵活红润
- 病理
  - 心血不足—舌质淡白
  - 心火上炎—舌尖红或舌体糜烂
  - 热入心包 / 痰迷心窍—舌强语謇

附：心包

心包，又称心包络，是心脏的外围组织（包膜），有保护心脏的作用。心包既是心的外围组织，故邪气犯心，常见侵犯心包。正如《灵枢·邪客》篇所说：“故诸邪之在于心者，皆在于心之包络。”指出各种外邪留滞或侵犯心脏的，都在心脏的外

围心包络的部位上(心包络代心受邪)。实际上,心包受邪所出现的病证与心是一致的,如温邪内陷,出现神昏、谵语等心神的症状,称为热入心包,其实是一致的,故附“心包”,不再单独介绍。不过在这里要提出两个问题:① 古人有“心为君主之官”,不能受邪的说法;② 心与心包的部位,中西医基本相同,但在病理上是完全不同的。

请同学们思考与研究。

复习思考题

怎样理解心主血脉与心藏神的生理和病理,两者的关系如何?

三、解奥义,剖析运气

五运六气病机学说

五运六气即是运气,也就是一般所讲的运气学说。运气学说是以阴阳五行学说为基础,研究四时气候变化规律及其对人体影响的一种理论。人是生活在自然界中,个体与外界有着密切的联系。因此,中医学在诊断病情和治疗方面,不仅注意病人身体“内在的变化”,而且还注意到“外界气候变化”对于人体的影响。在医学上研究运气的目的,就是用以预测每年的气候变化和发病情况,以便研究“致病的因素”,有助于临床诊断和治疗上的参考。

自王冰注释《黄帝内经素问》补入七篇大论:《天元纪》《五运行》《六微旨》《气交变》《五常政》《六元正纪》《至真要》等七篇,以及《刺法》《本病》两遗篇,使运气学说得以流传。其主要内容就是讲述天体的运动,以及气候变化的“太过与不及”的情况,对于人体的影响,从而说明某些疾病的病理机制等问题。

五运即是木、火、土、金、水五行的运行。

五运				
甲	乙	丙	丁	戊
己	庚	辛	壬	癸
土	金	水	木	火

五行之所以能运,是与十天干(甲、乙、丙、丁、戊、己、庚、辛、壬、癸)的阴阳干配合而成。

六气即太阳寒水、厥阴风木、少阴君火、少阳相火、太阴湿土、阳明燥金六气的变化。

六气					
子	丑	寅	卯	辰	巳
午	未	申	酉	戌	亥
少阴君火	太阴湿土	少阳相火	阳明燥金	太阳寒水	厥阴风木

六气之所以能化，也是与十二地支（子、丑、寅、卯、辰、巳、午、未、申、酉、戌、亥）的阴阳支配合而发生。

五运的配合是甲己为土运，乙庚为金运，丙辛为水运，丁壬为木运，戊癸为火运。六气的配合是子午为少阴君火，丑未为太阴湿土，寅申为少阳相火，卯酉为阳明燥金，辰戌为太阳寒水，巳亥为厥阴风木。

研究运气重要的地方，即是要明白五行配十天干而为五运，三阴三阳配十二地支而为六气的道理。其中我们要知道的即天干地支均有不同的阴阳属性，干支配合起来看，则天干中有阴阳，地支中亦有阴阳，其阴阳的划分，即顺着排列的次序，以奇数为阳：天干中的甲、丙、戊、庚、壬属阳干；地支中的子、寅、辰、午、申、戌属阳支。偶数为阴：天干中的乙、丁、己、辛、癸属于阴干；地支中的丑、卯、巳、未、酉、亥属阴支。

五运配以天干来推测每年的岁运，六气配地支来推测每年的岁气。

天干和地支配合起来，叫做甲子。天干在上，地支在下，各按干支的次序、顺序相加，从天干第一个字“甲”，地支第一个字“子”配合起来，如甲子、乙丑、丙寅、丁卯，刚刚是六十整数，便是甲子一周。甲子已经建立，推算运气也就有了方法。

首先讲“运”。五运有大运（中运）、主运、客运3种。而运，又有主岁、主时和不定时之分。

“主岁”的五运，称为“大运”，统主一年。其推算方法，是以纪年的天干为依据，凡纪年的天干逢甲、己为土运；逢乙、庚为金运；逢丙、辛为水运；逢丁、壬为木运；逢戊、癸为火运。按五行次序，五年一转。这是用来推算一年之中，气候太过和不及的变化的。

“主时”的五运，称为“主运”，分主五季。其推算方法，是以每年的大寒日算起，经七十三日零五刻为一运，按五行相生的次序排列推移，即木为初运，火为二运，土为三运，金为四运，水为终运，年年固定不变。这是用来推算一年之中五个季节的正常气候的变化。

“不定时”的五运，称为“客运”，也是分主五季。其推算方法，是以大运为初运，如甲、己之岁，大运为土，则客运即以土为初运，再按五行次序，金为二运，水为三运，木为四运，火为终运。由于大运每岁有变，所以每年五季的客运是迁移不定的。这是用来推算一年之中五个季节的异常气候变化的。

在《内经》中对大运谈的较多，主运次之，客运更少。在运用上主要是大运，其次是客运，用以推算太过和不及。太过，即主岁的运气旺盛而有余；不及，即主岁的运气衰少而不足。

甲、丙、戊、庚、壬为阳干，均主运气的有余，是为太过；乙、丁、己、辛、癸为阴干，均主运气的衰少，是为不及。所以看运的太过和不及，主要在于阳干还是阴干。阳干属太过，阴干属不及。例如甲己化土，同样的是土运主事，逢六甲年（甲子、甲戌、甲申、甲午、甲辰、甲寅），便为土运太过。《素问·气交变大论》所谓“岁土太过，雨湿流行”。因此，在治疗上遇到岁运是甲土，应当考虑到“湿”的方面。相反的逢六己年（己巳、己卯、己丑、己亥、己酉、己未），便是土运不及。《素问·气交变大论》所谓：“岁土不及，风乃大行。”由于土之不及，则风木之气胜而乘之。木要克土，所以临床上逢到岁令是己土，就要注意木旺了。因此，运之太过和不及，简单的讲，太过即是本气旺而不受所克，不及是本气衰而被对方所克。五运都是这样的一个道理。

六气，即风、寒、暑、湿、燥、火的简称和总称，是由阴阳五行四时节气的变化而来的。六气的主要内容有主气、客气、客主加临3个方面。

主气：即是地气，即风木、君火、相火、湿土、燥金、寒水。此六气分布于春夏秋冬四季的二十四个节气中，形成一年中正常气候的变化，所以，其次序是按着木、火、土、金、水五行相生的次序而排列的。由于主气是固定不变的，所以叫做主气。

六气要分六步走，每年不变，厥阴风木为初之气，主春分前60日又87刻半（每天100刻），是“大寒、立春、雨水、惊蛰”四个节气。少阴君火为二之气，主春分后60日又87刻半，是“春分、清明、谷雨、立夏”四个节气。少阳相火为三之气，主夏至前后各30日，是“小满、芒种、夏至、小暑”四个节气。太阴湿土为四之气，主秋分前60日又87刻半，是“大暑、立秋、处暑、白露”四个节气。阳明燥金为五之气，主秋分后六十日又87刻半，是“秋分、寒露、霜降、立冬”四个节气。太阳寒水为终之气，主冬至前后各30日，是“小雪、大雪、冬至、小寒”四个节气。这样一年的主气，正好是一周，从厥阴风木开始，至太阳寒水为止，计六步，每步60日又87刻半，六步合计365日又25刻，即为一周。主气分步，年年如此，固定不移。

客气是属于天气。地主阴主静，所以主气六步，始于春木，而终于寒水，年年不变。而天主阳主动，所以客气每年有变化。正因为如此，就不像主气那样有规则了。但是不论主气和客气，他们一定要分六步走，这一点是相同的。

客气的六步，就是司天一步，在泉一步，司天的左间右间二步，在泉的左间右间二步，合计六步。这就是客气的六步。

客气的排列次序不同于主气，是先阴而后阳，是从阴阳先后次序而排列的。就是三阴在前，三阳在后。在三阴中是以厥阴开始，次少阴，再次太阴；在三阳中是从少阳开始，次阳明，再次太阳。

这六步是互为司天，互为在泉，互为间气的，是按着十二支的顺序，迭为转移的，这就形成了客气六步的变化。每岁的客气始于司天的前二位（步），也是在泉的左间之位，二之气是司天的右间之位，三之气是司天的本身之位，四之气是司天的左间，五之气是在泉的右间，六之气是在泉的本身之位。

"气"即是步，所以叫六步（有行走的意思），但是我们应了解司天、在泉还可以主岁。主岁，即指司天、在泉之气所讲。而司天和在泉可以共主一岁，因为从初之气到三之气，这半年是司天所主，从四之气到终之气，这半年是在泉所主。所以司天通主上半年，在泉通主下半年。而四间气只能记步，即一间气只管一步，这是四间气和司天、在泉不同的地方。

客气和主气，虽然有上下之分，动静之别，但并不是各自为政的，而是互相联系的。每年输转不同的客气，加在固定的主气之上，就称为"客主加临"。其气相互生旺的，即是和平；相互克贼的，即不相得。要掌握客主加临的规律，首先要定其位置，主气年年不变，初之气始于厥阴风木，终之气是太阳寒水。客气则随着司天、在泉年年变化。而按其六步推算，即是在泉之左间为初之气。而客主加临的关系，主要表现在相生、相克、君相相从、同气相求等方面。相生、相从、相求均为相得（属顺）。相克即不相得（属逆），但客胜主谓之从，所以不相得之中是相安的。其理由是主气是经常的，客气之至，是比较短暂的。如经常的主气胜短暂的客气，则客气无从司令了。

客主加临的结果怎样呢？主要观察其相生相克的关系所在，"气相得则和，不相得则病"。相生便是相得而安，相克便是不相得而病。例如：乙丑年，太阴湿土司天之年。初之气，客气与主气均是厥阴风木，同气相求，相得属顺。二之气，客气与主气均是少阴君火，同气相求，相得属顺。三之气，主气少阳相火，客气太阴湿土，火能生土，相得属顺。四之气，主气太阴湿土，客气少阳相火，火能生土，相得属顺。五之气，客主二气均属阳明燥金，同气相求，相得属顺。终（六）之气，客主二气均属太阳寒水，同气相求，相得属顺。

因而，丑年（未年）客气主气六步，均属相得之气，则本年气候变化不是太大，对人体来说相应的病证轻而缓。

乙年是金运不足之年，金能害木，对肝木不利。另一方面金运不足，则火能刑金，对肺金不利，亦易感冒，咳嗽，吐血等等。所以，易于在肝肺二脏产生病变，本年内可能在此二脏病证较为多见，在临床上对此二脏要多加注意。

1985年（乙丑年）客主加临的关系是：

初之气：客主均是厥阴风木（大寒、立春、雨水、惊蛰、春分中）风气偏盛，体弱之人，易于伤风，风痹加重等。

二之气：客主均是少阴君火（春分中、清明、谷雨、立夏、小满中），气候偏热（二火相加），火盛刑金，对肺金不利，咳喘，甚至出血等。

三之气：客气太阴湿土，主气少阳相火（小满中、芒种、夏至、小暑、大暑中），主气热，客气湿，是湿热相蒸之气，在此时间内往往见湿热病证的发生。

四之气：客气是少阳相火，主气是太阴湿土（大暑中、立秋、处暑、白露、秋分中），本应多湿而凉，但因少阳相火加临湿土之上，虽属秋季，仍属湿热气候。

五之气：客主均属阳明燥金（秋分中、寒露、霜降、立冬、小雪中），故其气候偏燥，燥气横行。

六之气：客主均属太阳寒水（小雪中、大雪、冬至、小寒、大寒中），故其气候出现寒上加寒，寒气横行。

又如子午年，少阴君火司天之年。初之气主气厥阴风木，客气是太阳寒水，水能生木，相得属顺。二之气主气少阴君火，客气是厥阴风木，木能生火，相得属顺。三之气主气少阳相火，客气是少阴君火，君相相从（顺，须防其亢盛）。四之气主气太阴湿土，客气亦是太阴湿土，同气相求（顺）。五之气主气阳明燥金，客气是少阳相火，火能克金，似乎客主之气不相得了，但《素问·至真要大论》："主胜逆，客胜从。"客是暂时的，仍为相得（顺）。六之气的主气为太阳寒水，客气是阳明燥金，金能生水（顺）。

因而子年午年客主气六步，基本上属相得之气，则本年气候变化不大，对人体的影响来说，病轻而缓。

甲年土运太过之年，雨湿过甚，则防其侮水，对肾水不利，而土湿之盛则易反侮肝木，所以易在肝、肾二脏产生病变，本年可能此二脏病较多见，在临床上对这二脏要多加注意。而司天之气少阴君火，所谓"子午之岁，民病疫疠"，所以热性病亦可能多见（高热、痢疾等等）。

巳亥年：厥阴风木司天，少阳相火在泉。初之气的主气为厥阴风木，客气则为阳明燥金（客胜主：顺、从）。二之气的主气为少阴君火，客气则为太阳寒水（客胜主：顺、从）。三之气的主气为少阳相火，客气为厥阴风木（顺、生）。四之气的主气为太阴湿土，客气则为少阴君火（顺、生）。五之气的主气为阳明燥金，客气则为太阴湿土（顺、生）。六之气的主气为太阳寒水，客气则为少阳相火（逆、克）。所以本年均属顺年，但其中初之气、二之气、终之气均属客克主（王冰谓之“小逆”），但在不相得中也属相安的。其理由是主气是经常的，客气之至是比较短暂的。如经常的主气胜短暂的客气，则客气无从司令了。

从巳亥年客主加临来看，是以推算本年气候变化为主要目的。这一年虽有三个客胜主，均属相从，余均属相得，则本年气候变化不大，对人体的影响来说，病轻而缓。

癸年：大运属火（阴干，火运不足之年）。客气是厥阴风木司天，少阳相火在泉。虽大运属火运不足之年，而与在泉之气同气（相火）。同气相求，一般称相得，但要防其亢盛。如亢盛则对肺金不利，而火亢盛则反侮肾水，所以肺、肾二脏的病变，本年可能较为多见，肺病和肾的病变在临床上要多加考虑和注意。

辰戌年：太阳寒水司天，少阳相火在泉。初之气的主气为厥阴风木，客气为少阳相火（顺、生）。二之气的主气为少阴君火，客气为阳明燥金，主胜客（逆、克）。三之气的主气为少阳相火，客气为太阳寒水（主胜逆，客胜从，顺、从）。四之气的主气为太阴湿土，客气则为厥阴风木（客胜从，顺、从）。五之气的主气为阳明燥金，客气则为厥阴风木（客胜从，顺、从）。六之气的主气为太阳寒水，客气为太阴湿土（客胜从，顺、从）。也均相得，在不相得中也属相安的。其理由是主气是经常的，客气之至是比较短暂的。如经常的主气胜利短暂的客气，则客气无从司令了。

辰戌年客主加临的推算，是以本年气候变化为主要目的的。这一年二之气相克为逆，余均属相得，则本年气候变化不是太大，对人体来说发病亦轻而缓。

壬年：大运属木（阳干，太过之年）。客气是太阴湿土在泉。木运加以在泉之土，则相克，故对脾土不利。而木运太过则反侮肺金，所以脾、肺两脏的病变较为多见，脾胃病和肺的病变在临床上要多加考虑。

寅申年：少阳相火司天，厥阴风木在泉。初之气的主气为厥阴风木，客气则为少阴君火（顺、生）。二之气的主气为少阴君火，客气则为太阴湿土（顺、生）。三之气的主气为少阳相火，客气亦为少阳相火（同气相求、顺）。四之气的主气为太阴湿土，客气则为阳明燥金（顺、生）。五之气的主气为阳明燥金，客气则为太阳寒水（顺、生）。六之气的主气为太阳寒水，客气则为厥阴风木（顺、生）。

因而寅申年客主加临的推算，是以本年气候变化为主要目的的，均属相得，则本年气候变化不大，对人体来说，发病轻而缓。

庚年：大运属金(阳干，太过之年)。客气是厥阴风木在泉(少阳相火司天)。金运下加于在泉之木，则相克，故对肝木不利。而金运太过，反侮心火，所以对肝和心的病变较多见。而金克木，木郁土壅，脾胃病亦不为少。往往要从这几方面在临床上加以考虑。

以上是对运气学说作一简单介绍，是比较粗略的。刘完素(河间)悉心研究运气，对这一学说十分重视，《素问·六节藏象论》云："不知年之所加，气之盛衰，虚实之所起，不可以为工矣。"河间对此非常赞赏。

1. 对五运六气的认识

河间在"重方药，轻理论"这样的不良环境中，灵活钻研前人理论，通过自己的实践经验，创立了特点鲜明的具有指导意义的学说。历代医家都一致认为河间是善于运用五运六气以论证疾病。所以河间论病，首重五运六气，因而研究医学就必须研究五运六气。经云："治不法天之纪，地之理，则灾害至矣。"故而河间研究运气着眼于结合临床，以解决临床实际问题为目标，并不局限于运气理论上的阐发，重视一年的四时六气的变化。

总的是认为人体的生理、病理与自然环境的变化，两者确有不同，但自然界的变化对人体生理活动和病理现象又有极为重要的影响。研究医学不能忽视自然界的变化规律，都必须和自然条件联系起来进行研究。

(1) 指出五运六气的变化，对人体疾病的发生有密切关系。其次，河间还认为，自然界的变化固然对人体疾病的发生和发展有着极为重要的影响，但是在《素问病机气宜保命集·原道》中指出："主性命者在乎人"，"修短寿夭，皆自人为。"说明人在自然界中，有其独立主宰的能力，生老病死的根本原因，不能从人体以外去找。因此，河间又反对那种认为人体疾病的发生和发展完全受自然气候变化支配的片面观点，批判如刘温舒《素问入式运气论奥》的说法，专以某年、月、日主某气，发生某病，应以某药主治等机械的论点。河间提出如果这样的研究，只能得出"矜己惑人而莫能彰验"的荒谬结论。

(2) 河间又认识到人体本身内在条件与疾病发生的重要关系，这对运气学说的认识是较为客观的，并且把运气学说与病理结合起来，在病机上有所阐发。

但必须指出，河间说的运气与一般所讲的运气学说其内容有所不同。运气学说的内容是五运有主有大，六气有主有客。在《素问玄机原病式》中，河间只承认有主运、有主气，肯定自然界的气候变化的规律是客观存在。至于其论述主病，只举五脏之属五运，实际上即五行，论及为病，亦但举五脏六腑之应六气，与“统岁”“加临”全不相干。这是河间运气说与一般运气学说的不同点。

(3) 河间吸收了运气学说的合理内容。我们从实际出发来看，“主运与主气”对于疾病的发生确有一定的联系。“大运与客气”，《内经》常提此说，却难准用。河间讲主运不讲大运，论主气不及客气，正是有鉴于此。所以，河间对于运气学说，只是吸取其合理的内容，阐发人与自然息息相关的思想。

2. 运气学说的运用

(1) 运气与脏腑结合，从中推求其相互之间的关系。河间综合《内经》“人与天地相应”的理论，承认五运六气的变化，对于人类疾病的发生有着密切的关系，故而指出“木、春、风、肝”，“火、夏、热、心”，“土、长夏、湿、脾”，“金、秋、燥(清)、肺”，“水、冬、寒、肾”，这是在正常情况下的相互联系。如果产生了变化，则肺在六气属(清)燥，有变化则温；心在六气中属热，有变化则寒；肝在六气属温(风)，在病变则清；脾在六气属湿，在变化则燥；肾在六气属寒，在变化则热。这样从五运六气中与人体脏腑联系起来，那么，从“温清寒热”之中来观察每一脏气的虚实，才不致片面地认为热属实、寒属虚、热属心，寒属肾。河间说：“不分五运六气之虚实，而一概言热为实而虚为寒，彼但知心火阳热一气之虚实，而非脏腑六气之虚实也。”又说：“凡脏腑诸气，不必肾水独当寒，心火独当热。”这就是说，疾病的虚实寒热，必须全面地从脏腑六气之间的相互关系中去认识。

所以，在《素问玄机原病式》中的五运六气“五运主病”“六气为病”各节，都紧密地联系着五行、四时、五脏六腑和“亢害承制”诸说，就无庸置疑地说明了河间对五运六气的运用是与脏腑联系起来，较全面地从其关系中去分析。

(2) 说明脏腑六气之间，存在着相生相制的关系。河间对于五行的看法，《素问玄机原病式》：“夫五行之理，阴中有阳，阳中有阴，孤阴不生，独阳不成，但有一物，全备五行，递相济养，是谓和平。交互克伐，是谓兴衰，变乱失常，灾害由生。”

这是进一步说明任何事物的内部联系，都存在着相生相制的关系，人体亦不例外。生理的状态则是五行更相为平；病理的状态，则是五行交相克伐，也就是人体内部五运六气的兴衰。正是从这个根本观点出发，河间把属于“五脏之病主于五运，六气为病应于脏腑”来阐述运气兴衰变化之理。例如：土旺胜水，水不能制火，则火化自甚，就会发生胃痛、吞酸、腹胀、疮痒等属热的病证；火旺胜金，金不能制木，则木化自甚，就会发生眩晕、痉挛等属“风”的病证；木旺胜土，土不能制水，则水化自甚，就会发生飧泄、逆冷等属“寒”的病证等等。

说明这些病变，不必皆由“本气兴衰”的直接结果，“六气互相干而为病”者，尤为常见。因此，在临证时，必须以五行生克关系来理解病理的变化，主要是说明这一点。

（3）提出运用五运六气作为疾病的分类纲领。河间运用五运六气的理由，还在于“比物立象”，现象不能离开实体，“象”必然是来源于“物”的，有物才有象。六气有其实体，自属于物。河间所说的“比物立象”，是指随时随地与人们内外环境有密切联系的五行，以及正常的或非常的四时不断变换的六种气候，所以河间认为疾病变化虽然繁复多样，而其变化机理，都可用五运六气来概括。

河间在《素问玄机原病式》中说：“遂以比物立象，详论天地运气造化之理，虽未备论诸疾，以此推之，则识病六气阴阳虚实，几于备矣。”

因此，河间把“病机十九条”中五脏病机归纳为“五脏主病”。如：诸风掉眩，皆属肝木；诸痛痒疮疡，皆属心火；诸湿肿满，皆属脾土；诸气膹郁病痿，皆属肺金；诸寒收引，皆属肾水。其他病机皆分别归纳为风、热、湿、火、寒，并增列“诸涩枯涸，干劲皴揭，皆属于燥”一条，而成为“六气为病”的一类。

这样，河间创造性地运用五运六气，作为疾病的分类纲领，不但有较强的系统性，便于临证时掌握，而且从病机的提示中，对诊断治疗也有很大的启发。

当然这种分类方法，从全面性来讲，是不能概括一切疾病的。所以河间的学说不可避免地带着一定的局限性和片面性，仅仅用“比物立象”的方法来说明病机，以人身之疾病与自然现象作对比，难免有牵强附会之处。但从河间的分析病机来讲，贯通五运六气，脏腑经脉之变，分为十一病类，也可谓纲举目张了。

四、传经验，专论胃痛

蒋老悬壶数十载，经验丰富，尤其在治疗脾胃病方面匠心独具。现以蒋老讲解胃脘痛为例，聆听蒋老临证心得。

1. 概述

《血证论·脏腑病机论》说：“胃者，仓廪之官，主纳水谷，胃火不足，则不思食，食入不化，良久仍然吐出。水停胸膈，寒客胃中，皆能呕吐不止。胃火炎上，则饥不能食，拒隔不纳，食入即吐。津液枯竭，则成隔食，粪如羊屎，火甚则结硬。胃家实则谵语，手足出汗，肌肉潮热，以四肢肌肉皆中宫所主故也。其经行身之前，至面上，表证，目痛鼻干，发痉不能仰。开窍于口，口干咽痛，气逆则哕。又与脾相表里，遗热于脾，则从湿化，发为黄瘅。胃实脾虚，则能食而不消化。主燥气，故病阳明，总系燥热。独水泛水结，有心下如盘等证，乃为寒病。胃之大略，其病如此。”

胃主受纳和消化饮食，当以“和降”为顺。失其和降则为胃脘痛，泛恶，呕吐，呃逆，嗳气等种种病变丛生。

李东垣在继承张元素脏腑辨证的基础上，尤重脾胃，创立脾胃学说。

（1）脾胃与元气的关系

▲《脾胃论·饮食劳倦所伤始为热中论》说："人以胃气为本，盖人受水谷之气以生。"

▲《脾胃论·脾胃虚实传变论》引自《素问·平人气象论》说："人以水谷为本，故人绝水谷则死，脉无胃气亦死。所谓无胃气者，非肝不弦，肾不石也。"

▲《内外伤辨惑论·辨阴证阳证》："盖胃气不升，元气不生，无滋养心肺，乃不足之证也。"

▲《内外伤辨惑论·辨内伤饮食用药所宜所禁》说："胃气者，荣气也，卫气也，谷气也，清气也，资少阳生发之气也。人之真气衰旺，皆在饮食入胃，胃和则谷气上升。"

▲《脾胃论·脾胃虚实传变论》说："元气之充足，皆由脾胃之气无所伤，而后能滋养元气。若胃气之本弱，饮食自倍，则脾胃之气既伤，而元气亦不能充而诸病之所由生也。"

李氏认为内伤病的形成，就是人体内部"气不足"的结果，而气之所不足，又是脾胃受到损伤的结果。因此，在其论著中，曾多次提到脾胃与气的密切关系。李氏确认：气是决定人体健康与否的关键，而脾胃又是决定元气虚实的关键。所以李氏整个学术思想非常重视元气，也非常重视脾胃。脾胃是元气之本，元气是健康之本，"脾胃伤则元气衰，元气衰则疾病所由生"，这是李氏内伤学说的一个基本论点。

（2）脾胃的枢纽作用

▲《脾胃论·脾胃虚实传变篇》引自《素问·经脉别论》说："食气入胃，散精于肝，淫气于筋。"

▲《脾胃论·脾胃虚实传变篇》引自《素问·经脉别论》说："饮入于胃，游溢精气，上输于脾，脾气散精，上归于肺，通调水道，下输膀胱，水精四布，五经并行。"

▲《脾胃论·大肠小肠五脏皆属于胃，胃虚则俱病论》说："胃虚则五脏六腑十二经十五络四肢皆不得营运之气，而百病生焉。"

李氏认为，自然界一切事物都是时刻运动变化着的，其运动形式主要表现为"升降浮沉"的变化。所以李氏认为脾胃在精气的升降运动过程中，具有"枢纽"作用。但是他特别强调"生长"和"升发"的一面。他认为只有谷气上升，脾气升发，元气才能充沛，生机才能洋溢活跃，阴火才能戢敛潜降，反之则发生病变。李氏强调升发脾胃之气的重要性，并进一步把“胃气”引申为“元气”“真气”和一切“诸阳升发之气”。这样，“土为万物之母”的概念就更明显了。

叶天士对李东垣的《脾胃论》推崇备至。叶氏不仅说“内伤必取法于东垣”，甚至认为一部《内经》中的基本理论，无非是说明以“胃气”为本的道理。因而叶天士临证辨治一般杂病，多半都从脾胃立论。

如虚劳阴虚咳嗽之所以出现形瘦、食减、自利、腹痛、寒热等症，认为总由脾胃受损，气不摄而阴不化所致，不必治嗽清滋，只须戊己汤加五味摄阴已足。

有咳久伤阴，致土不化金，脏阴血液伤极者，认为宜用益气甘药调养之，自有“有形生于无形”的妙用。

对久咳不已，冷热皆能致病，不培其母，无以养其子者，认为宜以辛凉辛温佐以甘温护中，可获培土生金之效。

又如对积聚停饮等病，认为固宜用攻消荡涤诸法，但在祛邪的同时，仍应佐以温中诸品顾全胃气。

至于脾肾两虚的泄泻，一般主张“补火生土”，而叶氏则认为久泻不复，脾肾阳虚，不能纳食健运，宜采“补肾不如补脾”之说，使“中宫稍苏”，则下焦之元真亦因之而渐苏。

小儿之惊痫、食积、风痫等证，每由中宫气馁，以致肝风内动者，主张安土熄风。

诸如此类的论述，在叶氏论治杂证中屡见不鲜，可见叶氏在脾胃方面作了很大的发挥。所以叶氏不但为东垣《脾胃论》提供了补充材料，而且为后世治疗脾胃病开辟了更宽广的道路。

2. 病因病机

胃脘痛是临床常见病证，也称胃痛，在剑突之下，脐部以上即胃脘部经常发生疼痛为其主要临床表现。由于胃之上脘接近心窝，所以古代文献往往称为“心痛”，实多指胃痛而言。如《素问·至真要大论》说：“木郁之发，民病胃脘当心而痛。”说明肝气郁滞而犯胃，导致心下胃脘疼痛。正如《医学正传·胃脘痛》所说：“古方九种心痛……详其所由，皆在胃脘，而实不在于心也。”即是很好的说明。对于心脏疾患所引起的心痛证，古人也有明确的认识。如《灵枢·厥论》说：“真心痛，手足青至节，心痛甚，旦发夕死，夕发旦死。”从《灵枢·厥论》的症状描述，这种真心痛，痛势相当剧烈，病情也很危急，类似于现代医学之心绞痛、心肌梗死之类。所以真正的心痛，与古人所称的胃脘痛的心痛绝不相同，是有区别，不可混为一谈。

胃脘痛病证的成因，如《内经》中提出："饮食自倍，肠胃乃伤"；"经脉流行不止，环周不休，寒气入经而稽迟，泣而不行，客于脉外则血少，客于脉中则气不通，故卒然而痛。"李东垣谓："劳力过度，饮食失节，中气不足，寒邪乘虚而入……而作大痛。""脾既病，则胃不能独行其津液，故亦从而病焉。"张景岳说："气血虚寒，不能营养心脾者最多心腹症，然必以积劳、积损及忧思不遂者乃有此病。"说明多数与饮食、情志、寒、热、湿、痰、食积、血瘀、气滞等有关。但其发病机理有其共同之处，即所谓"不通则痛"。而胃脘痛发病有虚实之分，"实"者因邪实阻滞，"虚"者是由于脾胃虚寒。

胃脘痛的发病原因常见的有 3 个方面：一是外受寒邪或伤于饮食，脾胃升降运化受纳功能失常；二是情志内伤，郁怒伤肝，肝气犯胃，胃气阻滞；三是素体脾胃虚弱，或久病伤及脾胃所致。

(1) 病邪犯胃

1) 外受寒邪，邪犯于胃：寒性凝滞，邪滞胃府，致使胃失通降，阻滞则痛，即所谓"不通则痛"。

2) 饮食所伤：暴饮暴食，饥饱失常，均可损伤脾胃。如过食生冷，寒积胃脘，凝滞不通，可致胃寒而痛。过食肥甘，恣饮烈酒及辛辣，以致湿热中阻或食滞不化，气机阻滞，"不通则痛"，发为胃热而痛。

(2) 肝气犯胃　脾胃虚弱之体，由于情志影响诱发，以恼怒和忧思与本病的关系最为密切。《素问·阴阳应象大论》指出："怒伤肝""思伤脾。"《素问·举痛论》说："怒则气上……思则气结。"因肝主疏泄，性喜条达，在正常情况下可以条畅气机，协助脾胃之气的升降功能。由于情志影响，肝失疏泄，肝气横逆犯胃，脾胃气机阻滞，胃失和降，则疼痛作矣，伴有急躁易怒、嗳气、胸脘痞塞、纳少等症。再者，肝郁气滞，日久易于化火，火灼又可伤阴，可使胃痛加重或反复不愈而缠绵。另一方面，因气为血帅，气行则血行，气滞则血瘀，故气滞日久，可以导致血脉凝涩，瘀血内结，则疼痛较甚而亦难愈。

(3) 脾胃虚弱　素体脾胃虚弱，或者劳倦过度，或病久脾胃受伤，均可导致中焦虚寒而胃痛。如脾阳不足，寒邪内生，脉络失于温养，则为"虚寒胃痛"。如感外寒，内外合邪，则成"寒积胃痛"。若胃阴受伤，胃失濡养，又可成为"阴虚胃痛"。

此外，由于肾阳不足，命门火衰，不能蒸发胃阳，以致脾胃虚寒，而产生胃痛之患。

综上所述，胃脘痛的病位在胃，但与肝脾的关系极为密切。胃与脾互为表里，为后天之本，职司饮食物的运化，受纳，升降，转输水谷精微的功能，所以无论在生理上病理上都是相互影响的。肝木胃土，有相互制约的关系，在临床上木旺克土所致的胃脘痛并不少见。胃宜和降，宜通而不宜滞。以上种种病因，而使胃气郁滞，“不通则痛”，而发为胃痛。

胃脘痛的病理性质有虚有实，若寒邪犯胃，气滞于中；或因气郁化火，胃热内郁；或因气病及血，气滞血瘀，均属实证。脾胃虚寒或痛久热灼伤阴者为虚证。

虚证和实证之间，又每每“兼挟”为病。

▲如肝郁气滞的胃痛，常可转化为“胃热”及“阴伤”证。

▲如脾胃虚寒证，每因饮食生冷或气候寒冷，寒邪内侵，而成为“本虚标实”，发病尤甚。

▲如病延时久，久痛入络，脉络破损，或为出血（呕血、便血），或为瘀血阻滞，而成血瘀之证。血证和血瘀既可在脾胃虚寒或胃阴不足中体现，亦可以在气滞、胃热等实证中并发。

3. 辨证论治

胃脘痛在临床上多见于急慢性胃炎（萎缩性），胃、十二指肠溃疡病，胃下垂，胃肠功能紊乱，胃癌等。

胃脘痛一般分为6型或7型，实际上肝胃郁热，阴虚胃热之类都是肝气犯胃的进一步发展。寒邪犯胃、肝气犯胃日久而成虚证则为脾胃虚寒型。而久痛入络可以发展为瘀血停滞型。所以简述之可以分为肝气犯胃（气滞、火郁、血瘀）和脾胃虚寒两大类型。

胃脘痛的辨证要根据胃痛的性质，诱发原因，与饮食的关系，结合其他兼证，辨别其寒、热、虚、实、气、血的不同。

寒热：
- 寒—以饮食受寒而诱发，胃脘冷痛，得温则舒者属寒
- 热—脘宇疼痛灼热，痛势急迫者属热

虚实：
- 实—脘痛拒按，得食更甚者属实
- 虚—脘痛喜按，得食痛缓者属虚

气血：
- 气—脘痛且胀，嗳气则舒者属气滞
- 血—痛如针刺，痛有定处属血瘀

胃脘痛的脉象：凡是胃痛暴作属于实证者，脉象多见弦紧，或沉弦，或细涩。凡是胃痛久作属于虚证者，脉象多见沉细无力或细数无力。

胃脘痛的治疗绝不能把“胃”孤立起来，其与脾肝均有密切关系。为此，在治疗上大致有疏、和、消、清、通、补6个方面。

▲疏：疏肝理气。

▲和：调和脾胃。

▲消：消食导滞。

▲清：清浊邪，清郁火。

▲通：通实邪，通气血，通瘀凝。

▲补：补益脾胃。

这6个方面根据其发病原因而分辨证情，辨证灵活使用。

前人在临床上对胃脘痛的治疗常常采用3种方法：

▲疏和法：由于胃为后天之本，不宜过于攻伐，即使胃气失于和降，亦应采用疏和并进的方法，免损胃气为要义。

▲温运法：脾为脏中之至阴，最易受寒湿之邪侵袭，由寒邪中阻而发胃痛。治疗应温散寒邪，运行气血。

▲消导法：六腑以通为治。往往由于食滞、寒滞、气滞而使腑气不运，故治疗应以消导为法。

胃宜和降，宜通而不宜滞，所以胃痛的形成亦是由于种种原因，以致胃失和降，气机阻滞，“不通则痛”。治疗上一般宜和胃理气为法，使气机通顺，“通则不痛”，胃痛亦能随之缓解。但也不能局限于“通”法，应审证求因施治，才能达到治愈之目的。如胃寒痛应温中散寒止痛；食滞者应消食导滞；肝郁者应疏肝理气；郁热者应泄热和胃；胃阴不足，应养阴益胃；瘀血停滞，应以活血化瘀，理气止痛；脾胃虚寒，则以温中散寒，健脾和胃之法等。

(1) 胃寒痛(寒邪犯胃)

主症：胃脘骤然作痛，畏寒喜暖，四肢不温，温熨脘部可使痛减，口不渴，喜热饮，苔白，脉弦紧。

辨证提要：起于受寒，或食生冷，寒积于中，阳气被寒邪所遏，而不得舒展，故胃脘疼痛暴作。内有寒，得温后(热敷、热饮)寒气遇温而散，痛势可以缓解。脉弦主痛，苔白脉紧属寒，疼痛较剧，往往见到紧脉。

治法：温中散寒止痛。

方药：轻者可用局部温熨或服生姜汤以散寒止痛。较重者用良附丸温中散寒止痛。良姜辛热，暖胃散寒，香附理气止痛，可加吴萸、荜茇、延胡索、陈皮等以增强散寒止痛之功。

如见胸脘痞闷、畏寒、身热等外感风寒之证，可加香苏散以疏风散寒止痛；兼挟食滞，可酌加神曲、山楂以助消化之品。如经常受凉即发，亦可用肉桂粉一味开水送服，以温中散寒。

按：胃寒痛多由受凉和饮冷所引起，痛时常兼恶寒或呕吐白沫的，可于处方内加入紫苏或吴萸，一则散寒，一则降逆，均有温中作用。但虚寒胃痛出现的恶寒或呕吐白沫，则宜用桂枝，不宜用紫苏，用吴萸亦宜与党参结合。这里说明了“胃寒痛”与“胃虚痛”同样有“喜温”“喜按”等寒的症状，但须分虚实治疗。良附丸无论对寒邪或脾胃虚寒的胃痛，都有温中止痛的效果，但对有郁火或阴虚火旺病人不宜用。

(2) 食滞痛(饮食停滞)

主症：胃脘痞胀，甚则疼痛，恶闻食臭，嗳腐吞酸，或呕吐不消化食物，吐后痛减，或大便不爽，粪便异臭，苔厚腻，脉滑。

治法：消食导滞。

方药：保和丸。保和丸为《丹溪心法》方，是消积导滞的常用方。山楂善消油腻肉积；神曲消食健脾，消酒食陈腐之积；莱菔子能宽畅胸腹，消食下气，消面食痰积；配陈皮、半夏、茯苓以和胃理气除湿；但食积易于化热，加连翘散结清热。诸药合用共成消食和胃止痛之功。如痛胀不减可配枳实、槟榔、砂仁等。如积滞较重而有化热之象，大便不通者，可酌加枳实、大黄、黄连、黄芩等。既有积滞，又见中虚，则宜消补兼施，如枳术丸、健脾丸以消食化积合补益脾胃。

按：一般以消导退热之法，用于肠胃病。因饮食不节引起呕吐或泄泻，同时身热随起，用保和丸消运食滞，其热自降，证亦渐消。

(3) 肝气郁结(肝气犯胃)

主症：此型在临床较多见，往往时发时止，在发时往往与情志变化有一定关系。情志抑郁或易激动，脘腹胀痛，痛连胁肋，嗳气频作，大便不畅，每因情志因素而痛作，舌苔薄白，脉弦。

辨证提要：病发与情志有关，疼痛常为胀痛或攻窜不定，有胸闷与嗳气，脉见弦象明显。情志不舒，肝气郁结，失其疏泄，横逆犯胃而作痛。气病多游走，胁部为肝之分野，故疼痛攻撑连胁。气机不利，胃失和降，故脘胀，嗳气，大便不畅。弦脉主肝病而主痛。

治法：疏肝理气。

疏肝理气即所谓“治肝可以安胃”，能使肝气条达，协调脾胃之气的升降，则胃自安，而疼痛亦止。

方药：柴胡疏肝散。柴胡疏肝散由四逆散加香附、川芎组成。柴胡、香附、枳壳疏肝理气止痛；白芍柔肝养阴，缓急止痛；陈皮、甘草理气和胃；川芎有活血行瘀止痛之效。

在此方的基础上，如疼痛明显，合金铃子散，加强理气止痛作用；如外寒引发，加苏梗、荆芥之品；如气滞较甚，加香橼、绿萼梅、八月札等；如嗳气可加沉香、旋覆花以顺气降逆；如泛酸加瓦楞子、海螵蛸、象贝以止酸和胃。

按：疏肝理气的药物配伍，主要用以治疗肝气郁结的病证。本病往往从情志抑郁而来，肝气失其升发条达之常，因此，多见两胁作胀，甚则疼痛，这是气滞于肝络的主要症状。并见嗳气，大便不畅，得矢气，则稍宽展，这是气机郁结的特征。平时情绪不佳，精神抑郁，或者又易躁怒，食欲不振，或知饥少纳，呕吐酸苦等症，又是肝胆俱逆，木旺乘土了。常用药物，如柴胡与枳壳、郁金与枳壳、香附与川芎、白蒺藜与橘叶等，疏肝之气，解肝之郁，升降气机，条达肝络，这是主药。同时适当配伍白芍、甘草等，于疏理气机之中，兼以缓肝之急，如柴胡疏肝散。但须注意，这种情志之病，每随精神状态，或生活环境的变化，而病证或轻或重，需要治疗而不能徒恃药物，应当使病者的胸襟旷达，医者的开导解释工作密切配合，才能获得满意的疗效。

同时，气机郁结，肝气又多横逆，易犯胃侮脾，本证即是肝气犯胃。如肝邪侮脾，则木郁土中，常见腹痛作胀、纳谷化迟、易于泄泻、时寒时热等症，治以疏肝健脾，方药如逍遥散、痛泻要方等配伍。不过，“肝胃”两病者，胃为阳土，肝气又易于化火，理气香燥药要适可而止。“肝脾”两病者，脾为阴土，脾气又易于下陷，扶脾药可以略参升阳。这是临床上的重要门径。

（4）肝胃郁热

主症：胃脘灼热疼痛，痛势急迫，烦躁易怒，泛酸嘈杂，口干而苦，舌红苔黄，脉弦或数。

辨证提要：此为肝气郁结，日久化火之证，其辨证要点是胃脘灼痛，痛势急迫，烦躁易怒，泛酸嘈杂，苔黄脉数。肝胃郁热，日久化火，火邪犯胃，故见胃脘部灼痛、痛势急迫、烦躁易怒、泛酸嘈杂等。火性上炎（肝胆互为表里，肝热易致胆火上乘），故口干口苦。苔黄脉弦或数，为肝胃郁热之征。在临床上也往往火郁与气滞并见。

治法：泄热和胃。

方药：化肝煎加减。化肝煎中丹皮、山栀清泄肝火，白芍敛肝，陈皮、青皮理气。可加左金丸辛开苦降，黄连清火，吴萸辛以散郁，郁散则火随之得泄。或左金丸合黄芩汤，黄芩、黄连苦寒清火，白芍敛肝，甘草、红枣和中，白芍、甘草缓急止痛，稍佐吴萸辛以解郁。此时用药慎用香燥，故叶天士主张“忌刚用柔”。由于本身火郁易于伤阴，如再用香燥耗阴之品，易使阴分更伤。故一般采用柔肝理气之品，如绿萼梅、代代花、玫瑰花、佛手花等花类柔肝之药。经治疗后痛势有所缓解，但肝脾仍不和者，可用逍遥散以善其后。

如因食积日久化热，出现口干，苔黄，舌红，大便干燥或秘结，脉数等，治宜清热通腑，可用泻心汤（黄芩、黄连、大黄），三药合用达到清热泻火，通利腑气的目的。其中大黄既能清热泻火，又通利腑气，具双重效用。

按：清肝泻火的药物配伍，主要用以治疗肝火偏亢者，本病每从肝气郁结发展而来，即气郁化火。但亦有因其他的病变而致的，常见的头痛，目赤，目痛焮肿，耳鸣，耳聋，耳肿，心烦口渴，性情急躁易怒，口苦便坚，小便赤涩，舌赤，脉弦数等。常用药物，如龙胆草与黄芩，黄芩、黄连与木通，丹皮与山栀，丹皮与泽泻，夏枯草与决明子，柴胡与薄荷，以及青黛等，清肝之火，兼泻其子，这是主要的一面。同时适当配伍生地、当归、白芍、甘草等，于清肝泻火之中，兼顾肝阴，方如龙胆泻肝汤、当归龙荟丸等。

尚有抑郁伤神，肝气化火，费伯雄所谓"所欲不遂，郁极火生，心烦意乱，身热而躁者"，临床上尤为多见。费伯雄以"解郁舒肝、安心宁神、养肝而清肝火"三法合用，以治"郁火"，又是颇有见地，亦是切合实用的。方如解郁合欢汤（合欢花、郁金、沉香、橘饼、柏子仁、茯神、丹参、红枣、当归、白芍、柴胡、薄荷、山栀）。

总之，在用药上，理气要防止耗气伤阴，清火要防止败胃伤脾。因此，辛香理气之品不能滥用，苦寒清火之味亦要恰如其分。

此外，气火相并，又易窜络，见火气入络之症。如胁痛，筋脉窜痛，肌肉跳动，耳鸣，脉弦细，舌有紫瘀等。常用的如旋覆花、新绛、丹皮、山栀、归须、桃仁、柏子仁、白芍、柴胡、姜黄、郁金、降香、川楝子、延胡索、白蒺藜、枇杷叶、牡蛎等，选择几味配伍。疏肝之气，通肝之络，方如旋覆花汤、丹栀四逆散、金铃子散等。

关于通络法，叶天士有特殊成就，虽然大多运用上述诸药，但分成"辛润通络""辛温通络""辛香通络""虫蚁通络"，以及"络虚治以辛甘"、滋润等等，轻灵流通，二三味组合，恰到好处，效亦神奇。

（5）胃阴不足（阴虚胃痛）

主症：胃脘部常显隐痛，口燥咽干，或口渴喜饮，大便干燥，舌红少津，脉多细弦。

辨证提要：胃脘隐隐灼痛，口燥咽干，舌红少津，脉细。由于胃痛时久，郁热伤阴，胃络失养，故见胃痛隐隐而有灼热之感。阴虚火炎，津不上乘，故口燥咽干，口渴引饮。肠道亦因失其津液濡润，则大便干燥。舌红少津，脉细弦为阴虚胃痛之象。

治法：养阴益胃。

方药：养胃汤合芍药甘草汤加减。养胃汤(《证治准绳》方)方中沙参、麦冬、玉竹养阴益胃，加花粉、石斛养阴清热，扁豆补脾，川楝子疏肝理气泄火。配芍药甘草汤以酸甘化阴，柔肝缓急止痛。

如胃脘灼痛伴嘈杂似饥，可选加左金丸，亦可采用一贯煎，以养阴理气泄火。方中沙参、麦冬、生地、当归、杞子养血滋阴，川楝子疏肝理气泄火。可加花粉、玉竹、芦根、茅根之类，以清热养阴生津。如口燥嘈杂，确诊胃酸缺乏者，可加酸甘化阴之品，如乌梅、五味子、石榴皮等。如胃脘痛胀较著，有气机阻滞现象，可酌加理气而不伤阴之品，如花类柔肝药：代代花、佛手花、绿萼梅之类。如大便燥结者可加润肠通便之品，如郁李仁、瓜蒌仁、白蜜等。

按：甘凉濡润的用药配伍，属于滋阴润燥之剂，治疗胃阴不足，以及肺胃津伤之证。因胃为阳土，性喜柔润，胃气宜降，清养胃阴，助其顺降，最为合法。这种用药，叶天士最有成效，亦可以说是首创者。胃阴不足，往往素有胃病，或于热病之后，以及阳气偏旺之体。常用之药，如沙参、麦冬、花粉、石斛、扁豆、甘草、粳米、糯稻根、蔗浆、玉竹、梨汁、玄参、黑芝麻等，甚者可用归身、苁蓉、白芍、牛膝、麻仁、桃仁，滋养阴液，助其润降，随证选择。叶天士把这种方法灵活运用于胃阴不足，以及肝肾阴虚而又不能进以滋阴之药者，这就充分发挥甘凉濡润的治疗作用。在《临证指南医案》中有很多验案，可以取法。

临床上的养阴生津一法，这种用药配伍，实际上是"甘润滋阴"与"甘凉濡润"的综合运用。治疗疟疾，亦是阴虚与津伤之间的轻重差异。如津伤重者即为阴虚，阴虚之轻者，亦仅是津伤，两者既有区别，又有联系。因此，在用药上，亦是各有重点，而又每互相参合运用的。

(6) 瘀血停滞

主症：胃脘疼痛，甚者如刀割锥刺，痛点固定而拒按，舌质紫暗，或淡红而有瘀点，脉弦数或涩。

辨证提要：胃痛反复发作，气滞日久而致瘀血停滞，瘀血内阻，故胃痛如刀割或针刺样，痛有定处而拒按。瘀痛日久，可以损伤络脉，以致血不循经而为吐血，便血之证。舌紫暗，脉涩为血瘀脉络痹阻之象。

由于气滞而致血瘀，但无出血情况，如果出现络破血溢，症见吐血，便血者，应按血证中之吐血，便血论治。

治法：活血化瘀，理气止痛。

方药：失笑散合丹参饮为主。失笑散中蒲黄、五灵脂活血行气，祛瘀而不伤正。

丹参饮为《时方歌括》方。丹参味苦性微寒，苦能泄降，微寒清热，故能“活血祛瘀，除烦止痛”，配用檀香、砂仁以行气和胃止痛，故两方合用，对瘀血阻滞的脘腹疼痛效果较好。或桃红四物汤化裁，可以加延胡索、金铃子以增强化瘀止痛作用，加甘草倍白芍以缓急止痛。临床上有用煨刺猬皮、九香虫、乌贼骨、仙鹤草、鹿含草等既可化瘀止痛，又能活血止血。

由于脾胃为生化之源，一般在活血止痛的基础上，要照顾到脾胃之气，再加和中之品，如四君子汤等以防攻伐太过，损伤正气。

按：瘀血的形成，每每与心肝两脏有关，具体原因很多，有外感热病传变而致者；有内伤杂病延久而致者；有外伤跌扑而致者；亦有女子经产病变而致者。

瘀血的部位亦很不同，有在胸部者；有在胁肋膈下的；亦有在局部经脉肌肤者。

病程亦有差异，有新瘀，有久瘀。

病情亦不一致，新瘀大都属实；久瘀又每虚实错杂；更有瘀而挟热者；瘀而挟寒者；气滞导致血瘀；血瘀气机为之涩滞。

治疗方法：除上述谈及以外，在活血化瘀方面，尚有虫类祛瘀药，如虻虫、水蛭、蛴螬、䗪虫、山甲等。可根据具体病情、成因差异，灵活配伍。

如攻逐瘀血者，重点选用大黄、芒硝、牛膝、穿山甲、三棱、莪术等。

如仅需通络化瘀者，可选用归尾、桃仁、红花、旋覆花、新绛、桂枝、姜黄等。

至于虫蚁之类的祛瘀药，尤能搜剔络道之邪，对病久入络，瘀滞不宣者，用之疗效甚佳。

如行气活血，可选用川芎、延胡索、郁金、香附、乳香、没药等。

如清热化瘀，可选大黄、黄芩、黄柏、山栀，配伍丹皮、赤芍等。

如温通化瘀者，可选配干姜、炮姜、肉桂、小茴香、吴萸等。

更有益气活血法，则于活血化瘀之外，配伍益气之药，最常用的黄芪、党参等。或者亦可于补中益气汤中加用活血化瘀药。

如瘀血久留，干着难消者，又可用“濡润化瘀”法，即以大量的地黄、麦冬、阿胶、天花粉、藕汁等，加祛瘀药，滋润滑利以消化之。

但须补充的是瘀血的停滞，不但本身的成因比较复杂，而且病情证候，亦是涉及到多方面的。因此，活血化瘀的方法，不能局限上述方面及诸药，需要注意与其他治疗方法结合，从多方面综合治疗，才能更臻全面，增进疗效。

(7) 脾胃虚寒

主症：胃脘绵痛，泛吐清水或带酸，食欲较差，神疲乏力，四肢欠暖，大便溏薄，舌质淡，脉细软无力。

辨证提要：该证型在临床上比较多见，其中不少属于胃及十二指肠溃疡，表现为胃脘隐痛，绵绵不断，喜暖喜按，舌淡，脉细软无力。

胃痛日久不愈，脾胃阳虚，运化失健，脉络失于温煦，故胃脘隐痛，喜暖喜按，食少，乏力。运化迟缓，水饮内停，则随胃气上逆，故呕吐清水。阳虚不达四肢，故手足不温。脾阳不振，运化失固，中气下陷，则易便溏不实。舌淡脉细软无力，为中虚有寒，脾阳不振之证。

脾胃虚寒的发作往往有 2 个特点：① 气候冷与热的转变季节易于发作，如三、四月，九、十月。由于病体正气虚弱，天气突然由热转冷或由冷转热，正气不能适应外界气候的变化，易于发作。② 脘痛往往在饥饿时发作，一般（十二指肠溃疡）在饭后 2 小时左右（上午 9 点、下午 3 点）空腹发作，饭后胃气实，空腹时胃气虚，所以饥饿时胃内空虚而易发作。

治法：温中散寒，健脾和胃。

方药：脾胃虚寒的胃脘痛临床治疗，一般分为 3 型：

1）偏于虚：主方理中汤。方中参术并用以补中益气，干姜散寒，甘草和中，可加芍药，即芍药甘草汤以缓急止痛解痉。

2）偏于寒：主方小建中汤。本方有温中散寒，缓急止痛的作用，是桂枝汤倍芍药加饴糖，其中桂枝、干姜温中散寒，芍药倍用，甘草、饴糖缓急止痛，并能缓和桂姜之燥烈。寒重而痛甚加良附丸以加强散寒止痛的作用。

3）虚寒并见：主方黄芪建中汤。本方温中补虚，以小建中汤加黄芪，以加强补虚益气的作用。

小建中汤和黄芪建中汤都有饴糖，如出现泛酸和有浊邪、苔腻者不能用，因饴糖能助湿。如胃痛较剧，可加良附丸或延胡索、金铃子增强行气止痛，温中散寒之功。如气滞作胀，可加娑罗子、香橼、枳壳等理气消胀。如呕恶者，加姜半夏、橘皮、茯苓等以降逆止呕。如泛酸者，去饴糖，加左金丸、煅瓦楞子、海螵蛸以止酸。如纳差，加神曲、鸡内金、保和丸之类以消食健脾。

本证经治疗后，痛势减缓，症状消减，应以健脾理气的香砂六君子汤为基础化裁而善后治疗。如合并出血（便血为主），则按血证论治。

要注意精神因素调治，饮食亦宜易于吸收而富于营养，服药宜在疼痛前 1 小时左右为佳。

按：脾胃虚寒之胃脘痛的临床症状（喜温，痛有定时，神倦，畏寒，喉泛清水，天寒更易引发等特点）都与现代所称的溃疡病相符。由于属于虚寒证，因而基本治法应是温养中焦，所以在临床上一般采用黄芪建中汤为基本方，根据不同程度和兼证给予加减治疗。但黄芪建中汤系脾病方剂，为什么选用于胃痛？这里有两个理由：一是脾胃相为表里，一阴一阳，一升一降，性质不同，但作用是统一的。并且习惯于属于肠胃病中热性、实性的病变属于胃，虚性、寒性的属于脾。所以不仅胃虚寒属于胃，而且着重在脾。其次，所谓虚寒，系指脾阳虚弱，所以用药也偏重于脾脏。这两点也很重要，因为治胃和治脾的方法有很大的出入，一般治胃主通，治脾主补。治寒邪和虚寒也不同，治寒邪主温散，治虚寒主温养。本型主要病机为脾胃虚寒，治疗原则以温养中焦为主，适当地照顾兼证。

在使用黄芪建中汤时应根据兼证变化而化裁。

比如：生姜性辣，刺激性较大，可改用炮姜炭，取其温中不暴，并能止虚寒性出血。饴糖本为主药，对泛酸有影响，有痰湿兼证的更不相宜，可少用或不用。甘草补中亦能壅气，如遇胀满饱嗳，亦当少用或停用。

在这基础上，如血虚加当归；气短明显可加党参；畏寒肢冷，可加熟附片。此外，因感寒或食生冷引起复发，可加重桂枝，或加苏梗、香附；因脾虚生湿生痰，可加半夏、陈皮，湿重亦可加川朴、蔻仁；因恼怒痛剧或胁痛，可加青皮、郁金等。

在临床上，常有不少患者，受情志、饮食和气候的影响，也有这几天腹胀、嗳气较明显，过几天便减轻或消失，再几天又可能出现，疼痛也是如此。这几天可能是针刺感，过几天又是隐隐作痛。说明脾胃虚寒型在某一阶段或某种因素影响下，可以挟气、挟食、挟热等，而出现这些兼证，与主要病因病机并不相矛盾。治疗时可随证加减，必要时也可暂且先治其标证。总的是掌握本质，分清主次，区别一般性和特殊性。

总之，以上7个证型，其发生疼痛的特点各有不同，胃寒痛，其痛发作痛剧，得热则减；食滞痛，胃脘胀痛拒按，嗳腐吞酸；肝气郁结，胃脘胀痛，攻窜不定；肝胃郁热，胃脘灼痛，痛势急迫；胃阴不足，胃脘隐隐灼痛；瘀血停滞，胃脘刺痛，痛有定处；脾胃虚寒，胃脘隐痛，绵绵不断，喜暖喜按。

由于胃脘痛所述多型，往往不是单独出现或一成不变，所以在临床上也常“虚实并见”“寒热错杂”，所以在临证时也需详查细审，辨证施治为法。

附　　录

一、诊疗规范

慢性胃炎中医诊疗规范

慢性胃炎是指不同病因引起的胃黏膜的慢性炎症或萎缩性病变，属中医“胃脘痛”“胃痞”等范畴，本病多因情志不畅，气机郁滞；或因饮食所伤，胃失和降；或脾胃虚弱，纳运失常而发病；或因久病血液运行不畅，络脉不通而发病。结合著名脾胃病专家蒋文照教授诊治慢性胃炎的临床经验，参照2006年9月上海召开的第二届全国慢性胃炎共识会议通过的“中国慢性胃炎共识意见”和中华中医药学会脾胃病分会发布的“慢性浅表性胃炎中医诊疗共识意见”等，特制定具有蒋文照医学特色的“慢性胃炎中医诊疗规范”。

（一）西医诊断依据

突出中西医结合特点，除临床症状的辨证分型外，要求内镜及组织学检查，组织学以病变为核心。内镜下慢性胃炎分成非萎缩性（浅表性）胃炎、萎缩性胃炎和特殊类型胃炎三大类，并对幽门螺杆菌（HP）感染，炎症程度、活动性、萎缩和肠化，分别给予程度分级（分为无、轻、中、重四级）。

1. 症状

常有饮食不节或情志不畅等病史。症状无特异性，约半数有上腹部不适、钝痛、烧灼痛、泛酸、饱胀、恶心、嗳气、食欲减退等消化不良症状，有糜烂者可有少量或大量上消化道出血。

2. 体征

多不明显，可有上腹部压痛，部分病人可伴贫血、消瘦，舌炎等。

3. 辅助检查

（1）胃镜检查：① 非萎缩性（浅表性）胃炎：黏膜可见红斑（点、片状、条状）、粗糙不平、出血点/斑；② 萎缩性胃炎：黏膜呈颗粒状，黏膜血管显露，色泽灰暗。如同时存在平坦糜烂、隆起糜烂或胆汁反流，则诊断为非萎缩性（浅表性）胃炎或萎缩性胃炎伴糜烂或胆汁反流。

（2）胃液分析：浅表性肥厚性胃炎胃液酸度可在正常范围或偏高，萎缩性胃炎大多数偏低。

（3）HP 相关性胃炎的诊断：组织学、尿素酶、细菌培养、^{13}C 或 ^{14}C 尿素呼气实验任意一项阳性。

（二）鉴别诊断

1. 消化性溃疡

中上腹疼痛为主要症状，可偏左或偏右，疼痛性质为钝痛、灼痛、胀痛或饥饿样不适感，一般为轻至中度持续性疼痛。疼痛有典型的节律性，在十二指肠溃疡表现为疼痛在两餐间发生（饥饿痛），持续不减至下一餐进食后缓解。部分患者疼痛在午夜后发生（夜间痛）。胃溃疡表现为餐后约 1 小时发生，经 1～2 小时后逐渐缓解，至下次进餐后再重复上述规律。部分患者症状不典型，可通过胃镜或钡餐透视与之鉴别。内镜下消化性溃疡多呈圆形或椭圆形，底部覆有灰白色或灰黄色渗出物。

2. 胃癌

胃癌早期症状多不典型，易与胃炎及消化性溃疡混淆，胃镜加病理活检可与之鉴别。

3. 功能性消化不良

功能性消化不良：有上腹痛、腹胀、早饱、嗳气等症状至少持续 4 周或在 12 个月中累计超过 12 周。常伴有失眠、焦虑、抑郁、头昏、头疼等功能性症状。内镜检查未发现胃及十二指肠有器质性病变，实验室及 B 超、X 线检查排除肝胆胰疾病，无腹部手术史。

（三）常见并发症

慢性胃炎可并发轻、中度贫血，慢性萎缩性胃炎伴中重度上皮内瘤变（异型增生）可并发胃癌。

（四）中医辨证诊断依据

1. 肝胃不和证

胃脘胀痛或痛窜两胁，嗳气频繁，嘈杂泛酸，舌质淡红，苔薄白，脉弦。

主症：① 胃脘胀痛或痛窜两胁；② 嗳气频繁；③ 嘈杂泛酸；④ 脉弦。

次症：① 胃黏膜急性活动性炎症；② 胆汁反流；③ 舌质淡红，苔薄白。

证型确定：具备主症2项加次症1项，舌脉基本符合，或主症第1项加次症2项，舌脉基本符合。

2. 肝胃郁热证

胃脘灼痛，嘈杂泛酸，烦躁易怒，舌质红，苔黄，脉弦数。

主症：① 胃脘灼痛；② 痛势较急；③ 烦躁易怒，嘈杂泛酸；④ 口干口苦；⑤ 舌质红，苔黄；⑥ 脉弦数。

次症：① 胃黏膜呈樱桃红色或绛色为主；② 黏膜表面干燥，脆性增加。

证型确定：具备主症3项，舌脉基本符合，或具备主症2项和次症1项，舌脉基本符合。

3. 脾胃虚弱证

胃脘隐痛，喜按喜暖，食后脘闷，纳呆少食，便溏腹泻，四肢乏力，舌质淡红，有齿印，苔薄白或白，脉沉细。

主症：① 胃脘隐痛；② 喜按喜暖；③ 食后脘闷；④ 纳呆少食；⑤ 便溏腹泻；⑥ 四肢乏力；⑦ 舌质淡红，有齿印，苔薄白或白。

次症：① 胃黏膜可见红斑或粗糙不平；② 黏液稀薄而多；③ 胃酸偏低；④ 脉沉细。

证型确定：具备主症3项加次症1项，舌脉基本符合，或主症2项加次症2项，舌脉基本符合。

4. 胃阴不足证

胃脘灼热疼痛，口干舌燥，大便干燥，舌红少津，无苔或剥苔或有裂纹，脉细数或细弦。

主症：① 胃脘灼热疼痛；② 口干舌燥；③ 大便干燥；④ 舌红少津，无苔或剥苔，或有裂纹舌。

次症：① 胃黏膜成颗粒状或血管显露；② 胃黏膜干燥，黏液少或胃酸偏低；③ 黏膜充血水肿或小糜烂；④ 脉细数或弦细。

辨证要求：具备主症2项加次症1项，舌脉基本符合，或主症1项加次症2项，舌脉基本符合。

5. 脾胃湿热证

胃脘灼热胀痛，口苦口臭，脘腹痞闷，渴不欲饮，小便黄，舌质红，苔黄厚或腻，脉滑或濡数。

主症：① 胃脘灼热胀痛；② 口苦口臭；③ 脘腹痞闷，渴不欲饮；④ 舌质红，苔黄厚或腻。

次症：① 胃黏膜急性活动性炎症，充血糜烂明显；② 小便黄；③ 脉滑或濡数。

证型确定：具备主症2项加次症1项，舌脉基本符合。

6. 胃络瘀阻证

胃脘痛有定处，不喜按或拒按，大便潜血阳性或黑便，舌质暗红或紫暗，有瘀点，脉弦涩。

主症：① 胃脘痛有定处，不喜按或拒按；② 大便潜血阳性或黑便；③ 舌质暗红或紫暗，有瘀点。

次症：① 胃痛日久不愈；② 胃黏膜充血肿胀，伴瘀斑或出血点；③ 脉弦涩。

证型确定：具备主症2项，舌脉基本符合，或主症第1项加次症2项，舌脉基本符合。

（五）治疗

1. 一般治疗

（1）精神心理治疗：帮助患者调整精神情绪，确立积极健康的生活态度。

（2）饮食治疗：选择易消化、无刺激的食物，少吃过酸过甜食物及饮料，避免吸烟、酗酒、咖啡、浓茶，忌煎炸食物和腌制品，进食细嚼慢咽。

2. 中医辨证治疗

（1）分证论治

1）肝胃不和证：疏肝理气，和胃止痛。代表方：柴胡疏肝散（《证治准绳》引《医学统旨》方）加减。柴胡10克，白芍15克，郁金10克，川芎6克，香附10克，制半夏9克，炒竹茹10克，炒黄芩10克，陈皮10克，佛手10克，延胡索10克，甘草6克。

中成药：气滞胃痛颗粒（柴胡、延胡索、枳壳、香附、白芍、甘草）1包（2.5克），每天3次。

2）肝胃郁热证：疏肝泄热，和胃止痛。代表方：左金丸（《丹溪心法》）或蒿芩清胆汤（《重订通俗伤寒论》）加减：青蒿10克，郁金10克，炒黄芩10克，制半夏9克，炒竹茹10克，浙贝母10克，海螵蛸15克，蒲公英15克，车前草30克，延胡索10克，佛手10克。

中成药：坐珠达西（佐太、寒水石、石灰华、唐古特乌头、肉豆蔻、草果、川木香、诃子、西红花、体外培育牛黄、人工麝香、熊胆等35味）4丸（1克），2～3天1次，研碎后，清晨开水泡服。

3）脾胃虚弱证：温中健脾，益气和胃。代表方：香砂六君子汤（《古今名医方论》)和黄芪建中汤(《金匮要略》)加减。党参20克,茯苓10克,炒白术10克,陈皮6克,广木香6克,砂仁(后下)5克,黄芪20克,桂枝10克,白芍30克,生姜6克,炙甘草10克。

中成药:香砂养胃(浓缩)丸(木香、砂仁、白术、陈皮、茯苓、制半夏、醋制香附、炒枳实、豆蔻、姜制厚朴、广藿香、甘草、生姜、大枣)9克或8丸,每天3次。

4)胃阴不足证:养阴益胃,和络止痛。代表方:沙参麦冬汤(《温病条辨》)和芍药甘草汤(《伤寒论》)加减。北沙参15克,太子参15克,麦冬15克,生地10克,八月札10克,白芍20克,甘草6克,鸡内金10克,玉竹15克,香茶菜15克,半枝莲15克。

中成药:养胃冲剂(炙黄芪、党参、陈皮、香附、白芍、山药、乌梅、甘草等)1包(5克),每天3次。

5)脾胃湿热证:清热化湿,和胃醒脾。代表方:黄连温胆汤(《六因条辨》)加减。黄连6克,黄芩10克,白蔻仁6克,蒲公英15克,生薏苡仁30,制半夏9克,茯苓10克,厚朴10克,陈皮10克,炒枳壳6克,竹茹10克,苍术10克,甘草6克。

中成药:三九胃泰颗粒(三叉苦、九里香、两面针、木香、黄芩、茯苓、生地黄、白芍)1包(20克),每天2次。

6)胃络瘀阻证:活血化瘀,行气止痛。代表方剂:失笑散(《太平惠民和剂局方》)和丹参饮(《时方歌括》)加减,或经验方脘痛舒。川楝子10克,延胡索10克,丹参20克,炒枳壳6克,炒白术10克,炒白芍15克,制香附10克,广木香6克,郁金10克,蒲公英15克,炙甘草6克。

中成药:胃复春片(红参、香茶菜、炒枳壳等)4片(1.44克),每天3次。

(2)常见症状与对症用药

1)胃脘痛:胃脘胀痛,嗳气频频,情绪不佳则痛作或痛甚者,属胃腑气滞,是因气郁不舒,肝气犯胃所致。药用木香、香附、厚朴、乌药等。胃脘疼痛如针刺感,痛处固定不移,舌质紫瘀者,属胃腑血瘀,是因瘀血内停,胃腑脉络阻滞所致。药选延胡索、蒲黄、五灵脂、九香虫、徐长卿等。胃脘冷痛剧烈,得热痛减,口淡不渴者,属寒邪犯胃,是因寒邪直接损伤胃腑阳气,胃络拘急收缩所致。药用高良姜、香附、干姜、吴茱萸等。胃脘灼热疼痛,消谷善饥,口臭便秘者,属胃火亢盛,是因火热之邪伤津窜络所致。药选郁金、川楝子、八月札、蒲公英等。胃脘隐痛,喜暖喜按,四肢不温者,属脾胃虚寒,是因阳虚生寒,胃络失于温煦所致。可选黄芪、桂枝、附子、白芍、甘草等药,有解痉镇痛之作用。胃脘灼痛隐隐,饥不欲食,舌红少苔者,属胃阴亏虚,是因阴虚津亏,虚火内扰所致。药用玉竹、麦门冬、白芍、甘草等，有缓急止痛，保护修复胃肠黏膜之作用。

2）闷满痞胀：脾胃气虚，气机不运，脘腹以痞满为多，其势较缓，时作时止，按之柔软，服行气药而加重者，药选黄芪、党参、白术、茯苓，佐以行气之药。气滞血瘀，肝胃不和，气滞湿阻，以及湿热蕴结，脘腹以胀闷为多，其势较急，持续而作，按之弦急，类似胃脘痛之胃腑气滞，可投行气消胀之药，如佛手、陈皮、香附、木香、枳壳、大腹皮、沉香、八月札等。

3）食欲减退：湿浊内阻治宜芳香和中，药选苍术、厚朴、藿香、佩兰、薏苡仁、白豆蔻等。中气亏虚治宜补气健胃，可用党参、白术、茯苓、陈皮等。在上述辨证用药的基础上酌加鸡内金、谷芽、麦芽、山楂、六神曲等消食开胃。

4）嘈杂：阴津亏虚，胃失濡润，阴虚生热，内扰胃腑，症见嘈杂而胃脘灼热，饥不欲食，口中干燥，舌红少苔，脉细数等，宜养阴清热。药选北沙参、太子参、麦冬、玉竹、石斛、无花果、黄精等。湿热壅滞，肝胆郁热，横逆犯胃者，症见嘈杂时作，食后即饥，胃脘灼痛，口苦口臭，嗳气泛酸，胸中懊憹，舌红苔黄，脉弦数等，宜清化湿热，或清肝和胃。药选黄连、黄芩、栀子、蒲公英等。

5）嗳气、恶心、呕吐、呃逆：治宜和胃降逆。一般药用旋覆花、代赭石、沉香等，有降逆和胃的作用。如偏热者，症见呕泛酸腐恶臭，嗳气频频，呃声连续，喜寒恶热，心烦口渴等，药用竹茹、代赭石、陈皮、半夏等加入清热和胃方中。如偏寒者，症见呕吐清涎，嗳气低沉，呃声断续，喜热恶寒等，药用半夏、藿香、吴茱萸、丁香、柿蒂、沉香等。

6）泛酸：一般可用乌贼骨、瓦楞子、牡蛎等，有止酸、止痛之作用。凡属热者，泛酸而见嘈杂、心烦、口臭、易怒，多因肝失疏泄，横逆犯胃，肝胃蕴热生酸，药用黄连、吴茱萸、山栀等。凡属寒者，泛酸而见脘胀，喜温喜按，遇冷则症增，多因脾胃阳气伤损，温煦气化失源，阴寒内生，寒湿滞胃，气机壅滞，食积胃中，化腐生酸，药用砂仁、香附、党参、白术等。凡属食者，上泛酸腐，胃中灼热，时伴嗳气，矢气较多，其味腐臭，多因饮食失节，食滞胃肠，生湿化热，积腐生酸，胃气上逆，胃酸泛溢。药用鸡内金、谷麦芽、六神曲、蒲公英等以和肠胃助消化。

7）梅核气：疏肝解郁和胃，化痰开结为主。药选绿萼梅、苏梗、半夏、厚朴、郁金等。如症见咽干口燥，似黏痰梗阻，漱吐难出，大便干结，属肺胃津伤。药选沙参、麦冬、绿萼梅、木蝴蝶、竹茹等。症见胃脘冷痛，嗳气，时感咽部或胸骨后梗阻不适，畏寒，大便溏，属于胃腑虚寒。药用党参、白术、干姜、半夏、厚朴、吴茱萸、绿萼梅等。症见咽干口苦，咽部梗阻，泛呕苦水，嗳气，纳差，胸胁痞满，胃脘灼热，嘈杂，属胆热气逆。药选黄芩、栀子、竹茹、半夏、陈皮、绿萼梅等。症见胃脘灼热胀痛，咽部梗阻感与脘腹痞满胀闷相关，嗳气，口中黏腻，属脾胃湿热。药用苍术、厚朴、藿香、半夏、黄芩、蒲公英、绿萼梅等。

8）出血：止血当为首务，急用止血药物如参三七、仙鹤草、白及、赤石脂、地榆、大黄等。尤其是大黄研粉单味止血，效果卓著。呕血多属火盛，宜清火和胃降逆，药选黄连、黄芩、半夏、旋覆花、代赭石等。大便下血（黑便）多为气虚血瘀，宜补益和络，药选黄芪、党参、白术、槐花等。出血量较大，或出现头晕、面白、汗出、肢冷等气随血脱时，应急投人参以补气固脱止血。

9）消瘦和贫血：宜健脾养胃，培养中焦，补益气阴。一般药选黄芪、太子参、白术、黄精、当归、白芍、阿胶、大枣等。

10）肠化生与上皮内瘤变：一般以气阴两虚为其本，浊瘀热毒为其标，故以益气养阴，化浊行瘀，清热解毒为基本治则。药用黄芪、党参、白术、黄精、玉竹、甘草等益气养阴，丹参、郁金、延胡索、参三七等活血行瘀，蒲公英、黄芩、黄连、香茶菜、白花蛇舌草等清热燥湿解毒。

（六）随访检查

慢性胃炎伴有萎缩、肠化生、上皮内瘤变应定期随访胃镜检查及病理组织学检查。一般认为，不伴有肠化生和上皮内瘤变的萎缩性胃炎可1～2年作内镜和病理随访1次；活检发现中—重度萎缩伴有肠化生的萎缩性胃炎6个月左右随访检查1次；伴有低级别上皮内瘤变者，根据内镜和临床情况缩短至1年左右随访1次，或根据病情随访。

二、大事年谱

1925年10月4日（农历乙丑年八月十七）出生于浙江省嘉善县天凝乡蒋村。清嘉庆年间，其祖先自江苏常州迁居嘉善南蒋浜。祖父蒋吉甫为前清秀才，以教书授业、经营坯业为生。父亲蒋士彬，字焕如，一生经商，广结朋友，为人和善，饮誉乡间。生有四子，蒋文照乳名贞观，排行第三。

1932年9月—1936年7月嘉善县蒋村小学学习。

1936年9月考入嘉善县城内珍珠桥小学高小部学习，因抗日战争日寇侵扰停学半年，于1939年2月毕业。

1939年9月考入设址在嘉善县西塘的嘉善中学，学习半年后，该校迁址至嘉善县天凝，继续学习1年半。

1942年2月—1944年1月因抗日战争日寇清乡，学校无法上课而停办。在长兄蒋文熙（时为嘉善中学教师）辅导下，在家学习古文等。

1944年2月25日，经同村翁善言（时任嘉善杨庙米行经理，后在桐乡县中粮公司任职）介绍，赴位于杨庙的徐松全诊所，拜晚清御医陈莲舫再传弟子嘉兴名医徐松全为师学医，1年后随业师在嘉兴油车港马厍汇侍诊，至1949年1月完成5年学业。

1949年1月在嘉善县蒋村家中开设中医诊所，悬壶开业。其时，经业师徐松全介绍，与徐舜明（徐松全之侄女，嘉兴幼儿师范肄业）结婚。育有一女二子，长女蒋家珍，长子蒋兴华，次子蒋小光。

1950年10月经嘉善县天凝镇中医郑静山（乃师叔）与吴静芝介绍，加入嘉善县天凝镇医务工作者小组。

1952年4月1日嘉善县天凝区联合诊所成立，先后兼任所务委员、第一分所负责人等职。同年7月作为代表参加嘉善县中西医师代表大会。

1956年2月25日接到赴浙江省中医进修学校（浙江中医药大学之前身）第四期师资班学习的通知，27日到嘉善县卫生局报到，并办理相关手续。27日到杭州浙江省中医进修学校报到，注册入学。

1957年6月浙江省中医进修学校（浙江中医药大学之前身）师资班在学期间成绩优异，评为优等生，留校任教。

1959年3月—1959年9月北京中医学院（北京中医药大学之前身）医经师资班进修学习。

1959年6月在创建于1953年6月的浙江省中医进修学校基础上正式成立浙江中医学院。同年10月，任函授部负责人，负责编写《中国医学史》《内经》《金匮要略》《中医诊断学》《中医内科学》《中医妇科学》《中医儿科学》等函授讲义7种14部。

1959年被评为浙江中医学院先进工作者。

1963年被评为浙江医科大学（浙江中医学院与浙江医科大学合并期间）先进工作者。

1973年3月始任中医基础教研室负责人、主任。

1977年10月任第五届浙江省人民代表大会代表。

1977年被评为浙江中医学院先进工作者。

1978年9月学校建立浙江中医学院学术委员会，任副主任。

1978年11月学校成立研究生指导小组，为古典医著小组成员。

1978年被评为浙江中医学院先进工作者。

1979年任浙江省中医学会常务理事、副秘书长，兼任浙江省中医基础理论研究会主任委员。

1979年7月任中医系副主任，1980年5月兼任各家学说教研室主任。

1979年10月经学校副院长詹起荪教授等介绍加入中国共产党，1980年10月按期转正。

1980年12月兼任中医系党支部副书记。

1981年3月晋升为副教授。

1981年12月国务院学位委员会批准浙江中医学院成为首批硕士学位授予单位，设置中医基础理论、中药学、中医内科学、中医妇科学、中医儿科学等5个硕士点。招收1981年级硕士生徐珊，任指导老师。

1982年命名为浙江省名中医，1994年12月16日浙江省人民政府授予荣誉证书。

1982年4月学校调整浙江中医学院学术委员会，继任副主任。

1983年4月16日《浙江日报》公布，任浙江省第五届政协委员。

1984年6月任函授部副主任兼函授部图书馆党支部副书记。同年11月兼任文献研究室主任。

1986年2月任《浙江中医学院学报》编辑部主任。

1986年10月获浙江省卫生厅颁发的从事中医药工作30年荣誉证书。

1986年11月晋升为主任中医师。

1987年12月晋升为教授。

1988年11月任浙江省中医药高级技术职称评审委员会成员，参加浙江省中医药高级专业技术职称评审工作。

1991年4月14日浙江省科技干部局、卫生厅联合发文，经国家人事部、卫生部、国家中医药管理局遴选，确定为第一批全国老中医药专家学术经验继承工作指导老师。同年5月周亮、徐珊确认为其学术经验继承人。

1991年6月12日参加由浙江省卫生厅等单位联合召开的浙江省继承老中医药专家学术经验拜师大会，其学术经验继承人周亮、徐珊行拜师礼。

1993年2月国务院授予"具有突出贡献专家"证书，并享受"政府特殊津贴"。

1994年6月学术经验继承人周亮、徐珊通过国家中医药管理局委托浙江省卫生厅组织的出师考核。同年12月获人事部、卫生部、国家中医药管理局颁发的全国老中医药专家学术经验继承人出师证书。

1996年3月退休，仍坚持每周二、五、六上午在浙江名中医馆和浙江中医药大学第二门诊部专家门诊。

1997年9月徐珊编著的整理慢性胃炎诊疗经验的专著《慢性胃炎证治》由浙江科学技术出版社出版发行。

1998年4月徐珊负责完成的《蒋文照教授诊治脾胃病经验特色研究》成果获浙江省中医药科学技术进步三等奖。

2000年5月学校聘任金庸先生为名誉教授，5月10日金庸先生来校，邀蒋老为其诊脉。

2005年4月《蒋文照、葛琳仪学术思想及临证经验研究》项目列入国家“十五”科技攻关计划(项目编号：2004BA721A01Z56)。

2007年4月《蒋文照、葛琳仪学术思想及临证经验研究》项目通过科技计划项目验收，2008年1月登记为浙江省科学技术成果(登记号：0723002)。

2007年6月27日夫人徐舜明因病逝世，享年84岁。

2008年5月徐珊负责完成的《蒋文照、葛琳仪学术思想及临证经验研究》成果获浙江省中医药科学技术创新二等奖。

2008年7月19日因病致多脏器功能衰竭送入浙江省中医院ICU治疗，经全力抢救无效，于8月5日(农历戊子年七月初五)16时逝世，享年84岁。

2010年11月《蒋文照名老中医药专家传承工作室》列入国家中医药管理局全国名老中医药专家传承工作室建设项目。

三、论著题录

1. 蒋文照. 自汗. 浙江中医学院学报，1980，4(5)：66

2. 蒋文照，何任，叶德铭，冯鹤鸣.《难经》选释(一). 浙江中医学院学报，1981，5(1)：48—49

3. 蒋文照，何任，叶德铭，冯鹤鸣.《难经》选释(二). 浙江中医学院学报，1981，5(3)：50—51

4. 蒋文照，何任，冯鹤鸣，叶德铭.《难经》选释(三). 浙江中医学院学报，1981，5(4)：54—55

5. 冯鹤鸣，何任，叶德铭，蒋文照.《难经》选释(四). 浙江中医学院学报，1981，5(6)：49—51

6. 蒋文照.《难经》选释(五). 浙江中医学院学报，1982，6(3)：51—52

7. 蒋文照. 运气择述. 浙江中医学院学报，1987，11(1)：9—12

8. 蒋文照，周富明. 慢性肾小球性肾炎治验. 浙江中医学院学报，1989，13(3)：35

9. 徐珊.杏苑辛勤耕耘人——蒋文照教授学术思想和临床经验.浙江中医学院学报,1990,14(2):1—3

10. 徐珊.内科杂症证治拾零.浙江中医函授,1990,15(2):16—19

11. 徐珊.蒋文照教授传及验方介绍.《中国当代中医名人志》学苑出版社1991年7月北京第1版

12. 蒋文照,周富明.输尿管结石案.浙江中医学院学报,1991,15(5):15

13. 徐珊.健脾胜湿汤.中国中医药报,1991年10月28日

14. 徐珊.蒋文照教授治疗胃脘痛五法简介.陕西中医,1992,13(8):360—361

15. 徐珊.蒋文照诊治肠道病特色.浙江中医杂志,1992,27(9):411—412

16. 徐珊.蒋文照教授诊治慢性肾炎的经验.辽宁中医杂志,1992,19(12):13,37

17. 徐珊.蒋文照教授运用旋覆代赭汤的经验.1992年度全国继承工作有奖征文三等奖;载《当代医家论经方》中国中医药出版社1993年11月北京第1版

18. 周亮.蒋文照教授脾病辨治经验琐谈.甘肃中医学院学报,1993,10(1):4

19. 徐珊.蒋文照教授学术特点及经验方三则.见:名医名方录.中医古籍出版社,1993,215—222

20. 徐珊.蒋文照教授治学经验简介.中医药研究,1993,9(2):6—7

21. 徐珊.详辨精治,释疑解难——蒋文照教授验案选析.浙江中医学院学报,1993,17(4):29—30

22. 徐珊.脘痛舒治疗胃脘痛86例.浙江中医杂志,1993,28(8):348

23. 周亮.蒋文照教授治咳喘.见:中华名医特技集成.中国医药科技出版社,1993,349—350

24. 徐珊.蒋文照教授辨治呕吐泛恶诸症.见:中华名医特技集成.中国医药科技出版社,1993,348—349

25. 周亮.蒋文照教授治疗慢性肾小球肾炎经验.山西中医,1993,9(5):2—3

26. 徐珊.蒋文照教授治疗肺疾4法.新中医,1993,25(11):12—14

27. 徐珊.脘痛舒治疗慢性胃炎236例.1993年10月18日—22日,北京.全国第一届继承老中医经验学术研讨会大会交流;中国医药学报,1993(增刊):43—44

28. 徐珊.蒋文照论治气分病经验.北京中医杂志,1993(增刊):31—32

29. 徐珊.经方活用五要点.见:当代医家论经方.中国中医药出版社,1993,

385—389

30. 周亮. 蒋文照教授运用补中益气汤的经验. 河北中医，1994，16(1)：39

31. 周亮，周富明. 蒋文照教授临床经验举隅. 浙江中医学院学报，1994 年，18(3)：28—29

32. 周亮. 蒋文照教授临证经验撷要. 首批全国老中医药专家学术经验继承工作结业论文，1994 年 5 月

33. 徐珊. 气郁浊阻病生，和理疏达法验——蒋文照教授学术经验和技术专长. 首批全国老中医药专家学术经验继承工作结业论文，1994 年 5 月

34. 徐珊. 蒋文照教授临证运用运气学说的经验. 中医教育，1994，13(5)：40—41

35. 徐珊. 蒋文照教授临证扶护胃气的经验. 中医函授通讯，1994，13(6)：21—22

36. 周亮. 蒋文照教授治疗内伤杂病经验. 吉林中医药，1995，15(1)：4—5

37. 徐珊. 296 例慢性胃炎的舌象观察与分析. 中华实用中西医杂志，1995(2)：85—87

38. 徐珊. 浊阻气郁病生，疏化调达法验——蒋文照教授学术经验简介. 中医文献杂志，1995，(2)：29—30，39

39. 周富明，周亮. 蒋文照医案拾零. 江西中医药，1995，26(5)：9

40. 徐珊. 蒋文照论气辨浊的经验. 中医杂志，1996，37(7)：405—407

41. 徐珊. 慢性胃炎证治. 浙江科学技术出版社，1997

42. 楼敏华，龚一萍. 蒋文照教授疑难病治验偶拾. 河北中医，1998，20(4)：209—210

43. 徐珊，徐发莹. 蒋文照教授的脾胃学术思想. 中医药学刊，2006，24(11)：1975—1976

44. 余美献，阮善明. 蒋文照治疗慢性肾炎的经验. 世界中医药，2007，2(4)：222—223

45. 从晶，阮善明，马景. 蒋文照治疗胃癌的学术思想和临床经验. 北京中医药，2008，27(3)：179—181

46. 丁曦. 诠释中医的艺术——怀念蒋文照老师. 浙江中医药大学报，2008 年 9 月 28 日第 3 版

47. 徐俪颖. 尊崇古理为今用，以身作则济苍生. 见：浙江中医药名家之路. 中国中医药出版社，2008，19—24

48. 陈文东,陈海委,赵丽君,管家齐.蒋文照教授治疗脾胃病方药分析.中华中医药杂志,2009,24(2):170—173

49. 徐珊.医如其人,和为圣度.浙江中医杂志,2012,47(2):83—84

50. 徐珊.蒋文照医学的形成与特点——纪念蒋文照教授逝世四周年.浙江中医药大学学报,2012,36(6):624—625